U0257678

江　会　郭娜菲　主编

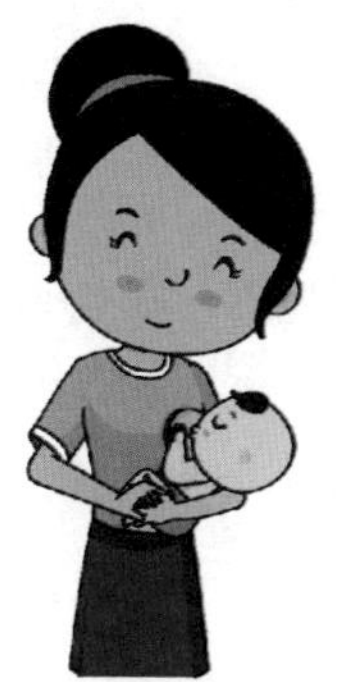

母乳喂养那些事

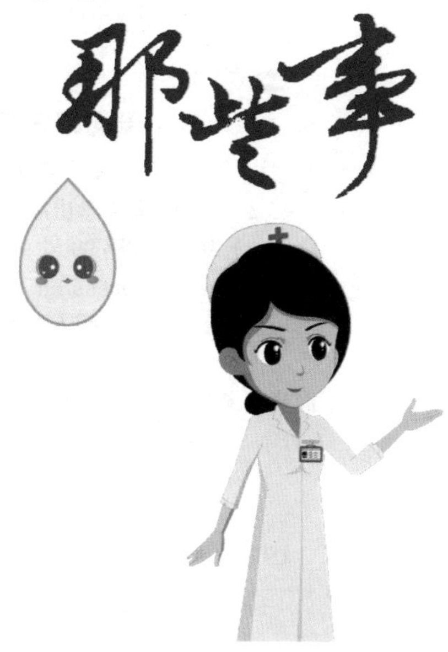

上海大学出版社
·上海·

图书在版编目（CIP）数据

母乳喂养那些事 / 江会，郭娜菲主编．-- 上海：上海大学出版社，2023.5
ISBN 978-7-5671-4591-7

Ⅰ．①母… Ⅱ．①江… Ⅲ．①母乳喂养 - 基本知识 Ⅳ．① R174

中国国家版本馆 CIP 数据核字 (2023) 第 063944 号

责任编辑 刘 强
装帧设计 柯国富
技术编辑 金 鑫 钱宇坤

母乳喂养那些事
江 会 郭娜菲 主编
上海大学出版社出版发行
（上海市上大路 99 号 邮政编码 200444）
（https://www.shupress.cn 发行热线 021-66135112）
出版人 戴骏豪
*
上海华业装璜印刷厂有限公司印刷 各地新华书店经销
开本 787mm×1092mm 1/32 印张 7 字数 140 千
2023 年 5 月第 1 版 2023 年 5 月第 1 次印刷
印数：1 ～ 8000 册
ISBN 978-7-5671-4591-7/R·30 定价：38.00 元

本书编委会

主　编　江　会　郭娜菲

编　委　赵敏慧　白莉娜　王悠炯　刘金凤

单珊珊　江　欣　黄　蓉

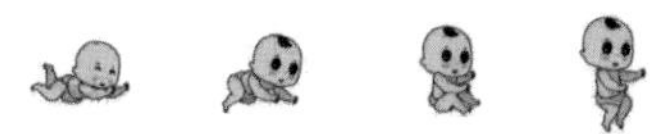

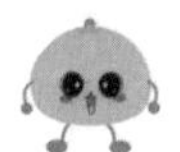

序　言

党的二十大提出健康中国的战略目标，母婴健康是推进健康中国战略的重要环节。母乳作为全球公认的喂养婴儿的最佳食品,含有婴儿所需的几乎全部营养成分，母乳喂养有利于婴儿和母亲的短期和长期健康，可降低母婴多种疾病的发生率。然而，受地区、文化和社会等多方面因素的影响，全球范围内母乳喂养率存在巨大差异。产妇对母乳喂养的认知水平、家庭和社会对母乳喂养的支持、文化传统和健康信息等因素，都可能会影响母乳喂养率。

国际母乳喂养行动联盟（WABA）将每年8月1—7日确定为“世界母乳喂养周”，以促进社会和公众对母乳喂养重要性的正确认识和支持母乳喂养。但即便是全球已有120个国家参与此项活动，目前母乳喂养在社会公众中的偏见、误解仍属根深蒂固，有着广阔的民间市场，甚至一度被奉为金科玉律。比如：母亲发烧期间的母乳，宝宝不能吃；产妇生了孩子6个月后，其母乳就没有营养了；乳房小奶水少；多吃荤汤下奶……

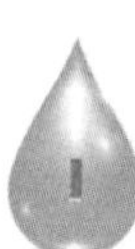

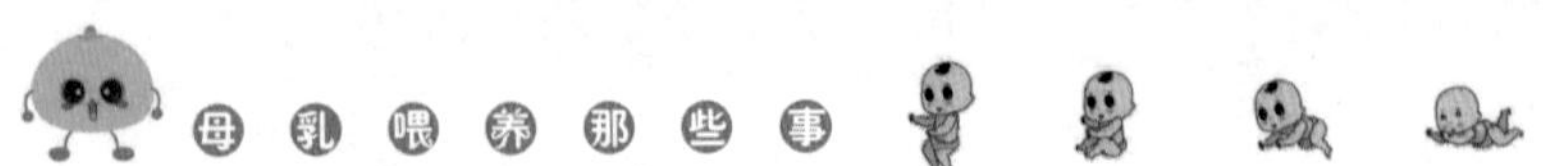

谣言没有止于智者，反而俘获了一代又一代的拥趸，究其原因，主要是科普的系统性、规范性、易受性没有受到重视。增加母乳喂养率、延长母乳喂养时间是世界性的公共卫生问题，专业的母乳喂养支持是达成这一目标的关键。

本书是上海市科学技术委员会科普项目“喂奶那些事”——母乳喂养系列科普短视频的创作与推广课题项目（编号19DZ2306400）的研究成果，项目团队成员就职于上海市第一妇婴保健院，从事母乳喂养领域的理论研究多年，临床上具有丰富的实践经验。本书从泌乳原理、母乳喂养常见技能和误区等孕产妇关心的母乳喂养问题出发，形成的母乳喂养支持内容涵盖“孕期—产时—产后”三个阶段，并把晦涩的理论分解、转换为通俗的语言，最后以有趣的方式展现出来。深入浅出的理论，丰富翔实的科普，趣味横生的图片，辅以明快的配色、活泼的字体设计，本书犹如一股清流，流淌在母乳喂养的科普道路上。希望本书能够纠正孕产妈妈及家庭、社会对母乳喂养的偏见，打消对母乳喂养的顾虑，引导大家以正确的视角、科学的方法养育心爱的宝宝。

编　者

2023年4月

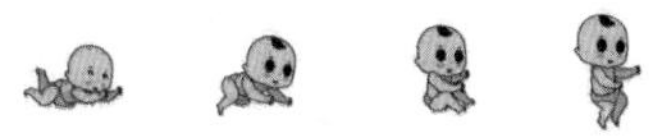
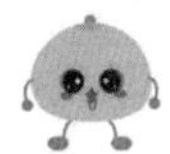

目　录

第一章　神奇的母乳喂养 / 1

第一节　母乳是婴儿的第一剂疫苗 / 3

1. 母乳是活的 / 3
2. 母乳可以喂多久？ / 7

第二节　不可替代的爱 / 10

1. 什么是袋鼠式护理？ / 10
2. 神奇的抱抱 / 13
3. 母乳喂养好处多 / 15

第三节　母乳是怎样产生的？ / 21

1. 孕期就开始泌乳了 / 21
2. 生完孩子多久会有奶？ / 22
3. 怎样保持母乳喂养？ / 26

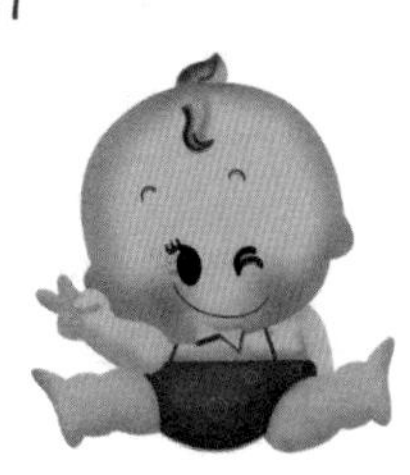
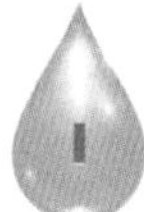

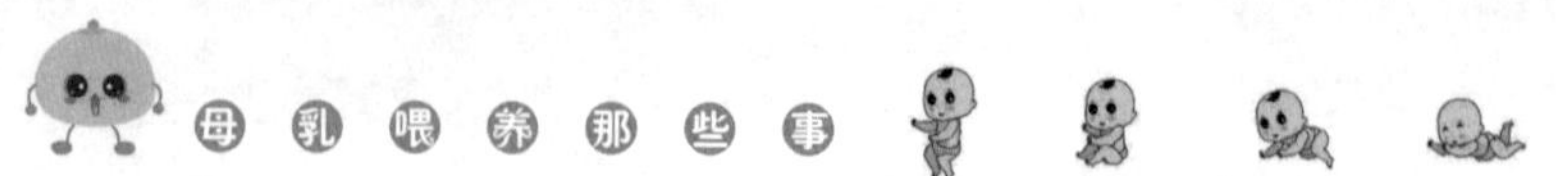

第二章　奶水不足或许是个误会 / 31

第一节　开奶那些事 / 33

1. 产后宝妈饮食宝典 / 33

2. 猪蹄、甲鱼、鲫鱼汤，谁更下奶？ / 39

3. 妈妈胸小就是奶少吗？ / 42

第二节　奶多奶少那些事 / 45

1. 宝宝吐奶怎么办？ / 45

2. 宝宝的饭量有多大？ / 51

3. 怎样判断宝宝吃饱了？ / 54

第三节　读懂婴语 / 58

1. 宝宝的睡眠特点 / 58

2. 我是可爱的小黄人 / 61

3. 母婴安全小贴士 / 65

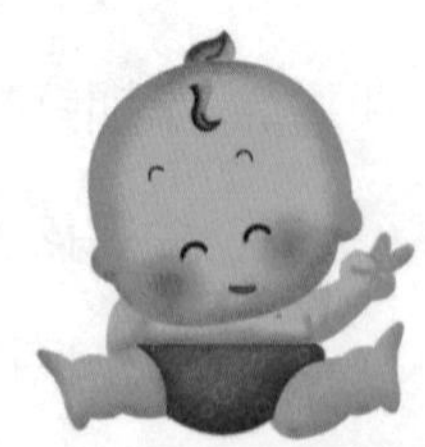

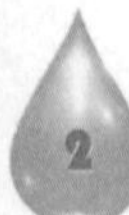

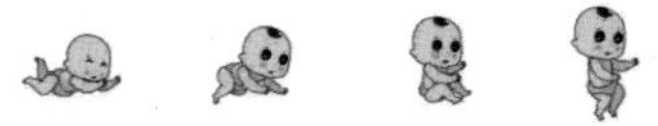

第三章　新手宝妈喂养宝典 / 69

第一节　必备技能之哺乳姿势 / 71

1. 标准的哺乳姿势是什么样的？ / 71
2. 摇篮式喂养 / 74
3. 交叉式喂养 / 75
4. 橄榄球式喂养 / 76
5. 侧卧式喂养 / 77
6. 半躺式喂养 / 78
7. 双胎喂养 / 79
8. 正确吃奶三步曲 / 80
9. 喂奶难题 1：乳头疼痛 / 破损 / 84
10. 喂奶难题 2：乳房肿胀 / 89

第二节　必备技能之手挤乳 / 93

1. 手挤乳的技巧 / 93
2. 手挤乳常见误区 / 98

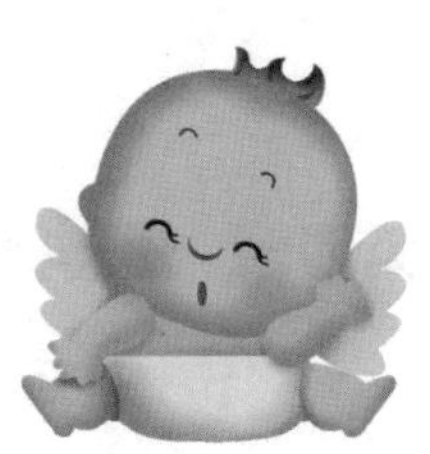

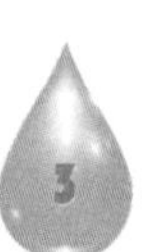

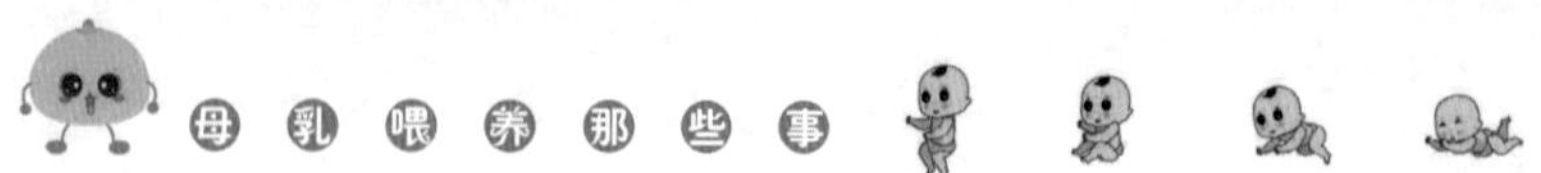

第三节 职场妈妈母乳喂养 / 102

1. 背奶物品准备 / 102

2. 吸奶器的选择和使用方法 / 105

3. 母乳储存工具的选择 / 108

4. 母乳储存方法 / 110

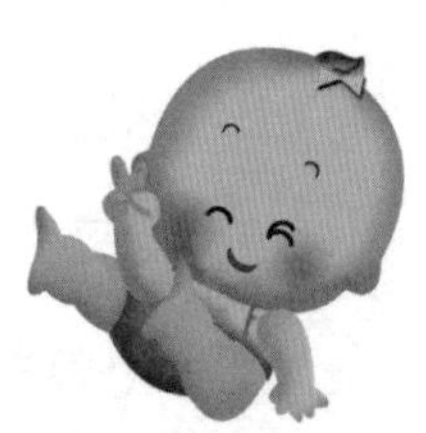

第四章 母乳喂养是一种生活方式 / 115

第一节 美丽与母乳喂养 / 117

1. 哺乳期可以文身吗？ / 117

2. 喂奶会让乳房下垂吗？ / 118

3. 隆胸后还能喂奶吗？ / 121

4. 乳腺手术后能喂奶吗？ / 124

第二节 肥胖与母乳喂养 / 127

1. 哺乳的妈妈会发胖吗？ / 127

2. 哺乳期妈妈怎样减肥？ / 128

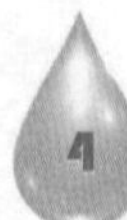

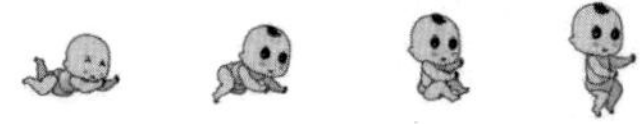

第三节 饮食与母乳喂养 / 131

1. 哺乳期饮食会导致婴儿过敏吗？ / 131

2. 饮食会影响母乳的味道吗？ / 132

3. 宝宝腹泻了母乳要停吗？ / 133

4. 哺乳期可以喝咖啡吗？ / 135

5. 哺乳期可以饮酒吗？ / 136

第四节 睡眠与母乳喂养 / 137

1. 夜间可以喂奶吗？ / 137

2. 夜间喂奶注意事项 / 142

3. 吃夜奶会长蛀牙吗？ / 143

4. 安抚奶嘴可以用吗？ / 144

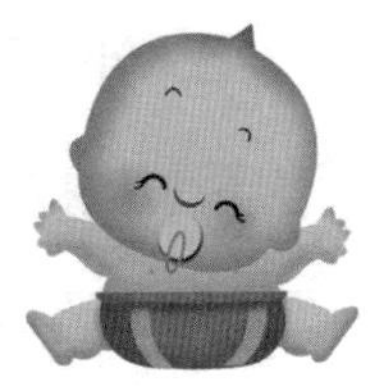

第五章 母乳喂养常见误区 / 147

第一节 乳汁成分与母乳喂养 / 149

1. 怎样喂奶宝宝长得快？ / 149

2. 乳汁的成分会变化吗？ / 150

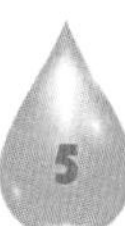

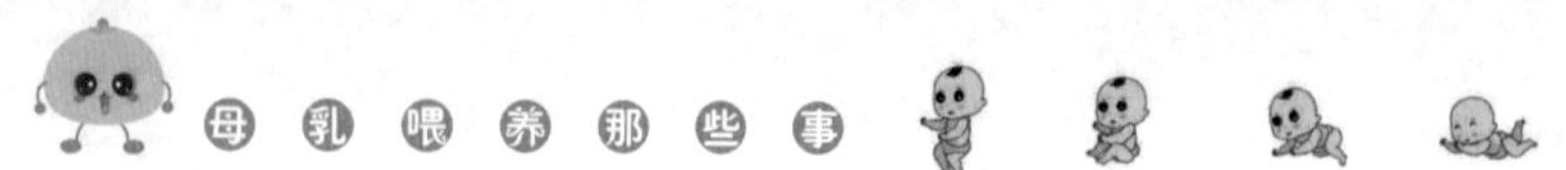

第二节 辅食添加与母乳喂养 / 153

1. 宝宝需要额外补充维生素 D 吗？ / 153

2. 添加了辅食还要喂奶吗？ / 155

3. 来月经了还可以喂奶吗？ / 158

第三节 疾病与母乳喂养 / 161

1. 哺乳期可以做影像学检查吗？ / 161

2. 得了乳腺炎还可以喂奶吗？ / 163

第四节 乳头凹陷与母乳喂养 / 166

1. 乳头凹陷分几种？ / 166

2. 乳头凹陷的妈妈怎样喂奶？ / 168

第五节 妊娠与母乳喂养 / 171

1. 怀孕了还可以母乳喂养吗？ / 171

2. 孕期哺乳注意点 / 173

第六节 千变万化的乳汁 / 174

1. 什么是锈管综合征？ / 174

2. 乳汁是五颜六色的吗？ / 176

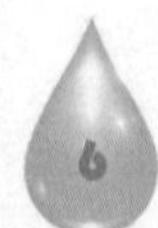

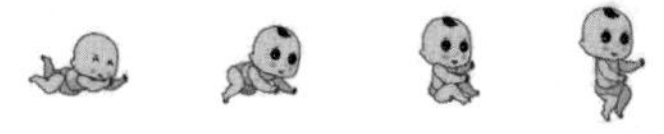

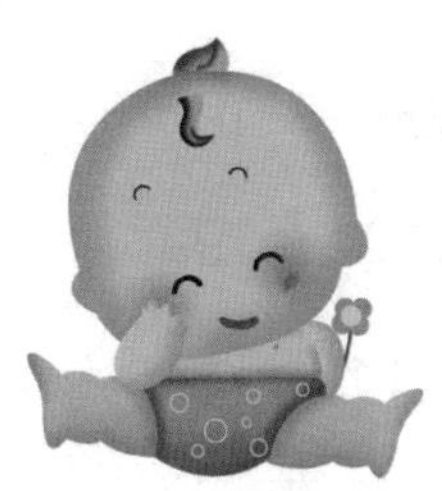

第六章　特别的爱给特别的你 / 179

第一节　早产与母乳喂养 / 181

1. 超级母乳 / 181

2. 母婴分离期间母乳喂养 / 182

第二节　外出与母乳喂养 / 186

1. 公共场所怎样哺乳？ / 186

2. 宝妈外出游玩必备神器 / 188

第三节　离乳与母乳喂养 / 190

1. 离乳时机 / 190

2. 常见回奶方法，拒绝暴力回奶 / 192

3. 断奶后要排残奶吗？ / 195

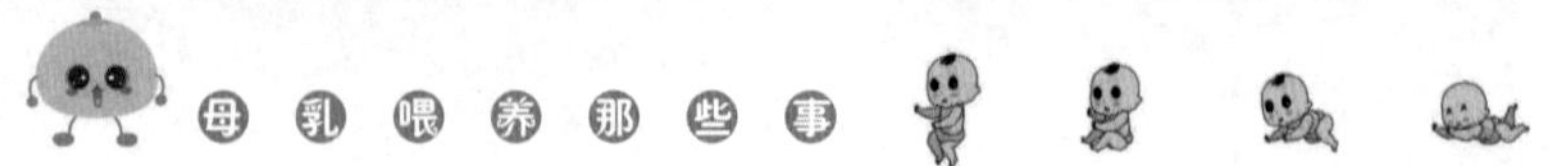

第四节 母乳喂养小插曲 / 197

1. 厌奶怎么办？ / 197

2. 漏奶怎么办？ / 199

第五节 居家必备急救技能 / 201

1. 新生儿呛奶急救 / 201

2. 海姆立克急救法 / 202

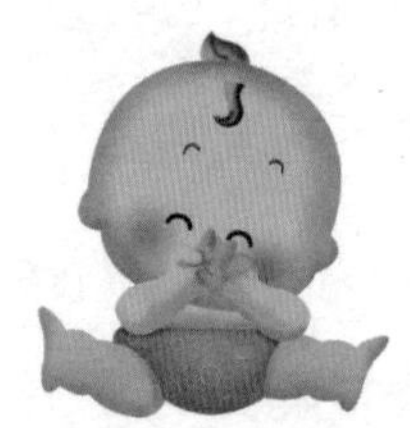

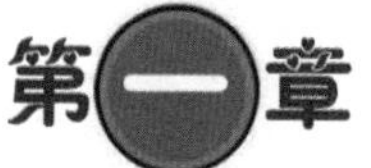

神奇的母乳喂养

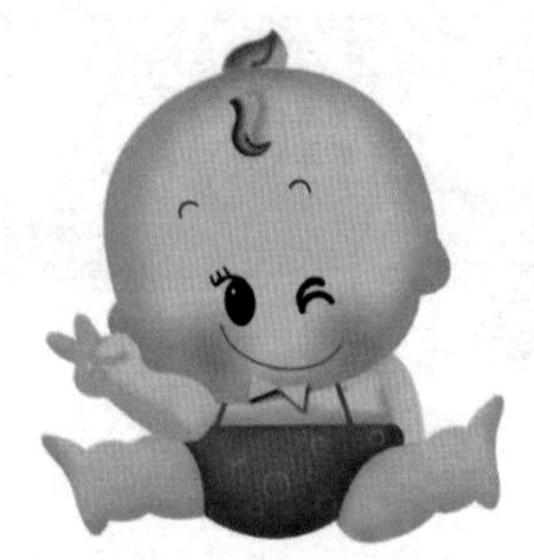

第一节　母乳是婴儿的第一剂疫苗

1. 母乳是活的

◎ 母乳的成分

从妊娠那一刻起，妈妈便想把全世界最好的东西都给宝宝，而母乳就是为宝宝量身打造的天然超级食物，有“白色血液”之称。母乳中包括了满足宝宝生长发育

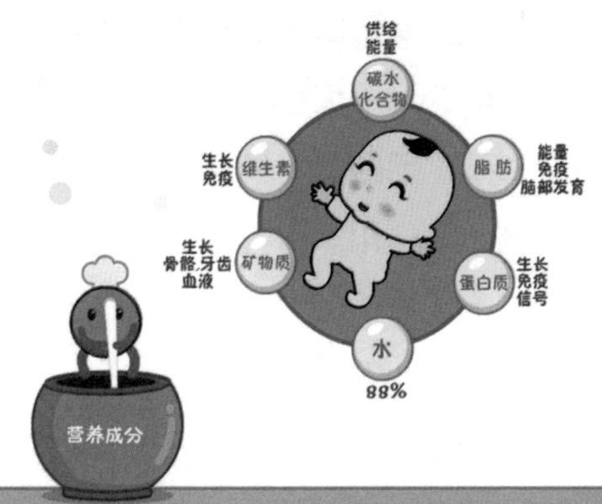

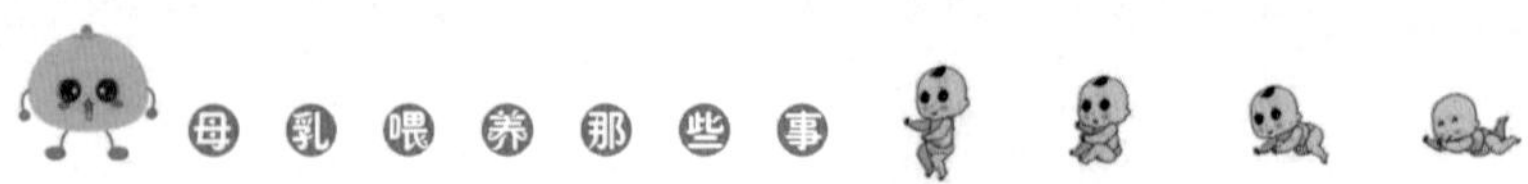

所需的两大类元素，即营养成分和生物活性成分。

营养成分包括蛋白质、脂肪、糖类、维生素和矿物质等。

蛋白质：目前母乳中发现的蛋白质已超过 2500 种，不仅能够为宝宝提供合成自身蛋白质所需的氨基酸，还具有抗菌和免疫调节活性,可促进各类营养物质的吸收。虽然母乳中的蛋白质平均质量浓度低于牛乳和宝宝配方奶粉，但却是最易被宝宝消化吸收的优质蛋白质。母乳中蛋白质以乳清蛋白为主，乳清蛋白与酪蛋白的比例为 4 ∶ 1。乳清蛋白中包括的乳铁蛋白、免疫球蛋白、酶类和生长因子等，对宝宝生长发育、抵抗病毒感染、形成特异性保护等至关重要。

脂肪：母乳中 50% 的能量由脂肪提供，是母乳中最大的能量源。母乳脂肪酶使脂肪颗粒易于吸收。母乳中含有超过 200 种脂肪酸，以不饱和脂肪酸居多，特别是花生四烯酸和二十二碳六烯酸，它们在大脑发育和视觉功能发育中起举足轻重的作用。母乳中也含有丰富的胆固醇，具有独特的新陈代谢作用，是形成髓鞘的必要成分，且对心脑血管有长久的益处。

糖类：母乳中的糖类 90% 为乙型乳糖，有利于宝宝

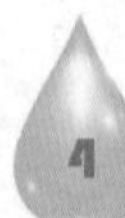

脑发育，其中半乳糖和葡萄糖是脑神经系统发育所必需的。另外，乳糖在肠道中的代谢有利于双歧杆菌、乳酸菌生长，促进B族维生素的生成，有利于促进肠蠕动、促进钙镁和氨基酸吸收。其中特有的低聚糖可阻止细菌黏附于肠黏膜，有助于宝宝抵抗外界感染，维持肠道健康。

维生素和矿物质：除维生素D、K外，营养状况良好的母乳可提供宝宝所需的各种维生素。同时，母乳中电解质浓度低，适合宝宝不成熟的肾脏发育水平；而母乳中丰富的乳糖能够促进铁、钙的吸收，吸收率远高于牛奶或配方奶粉。

生物活性成分：母乳为宝宝提供绝佳的保护，包括免疫细胞和超过30种免疫活性物质，如免疫球蛋白、溶菌酶和益生菌等。它们可是天生的免疫力小能手、抗病杀毒小警察，宝宝吃母乳就可以获得母源抗体。

◎ 重要的初乳

母乳中最重要的就是初乳，也就是俗称的“黄金奶”。初乳中维生素、微量元素、蛋白质等各类营养素的含量均远高于成熟乳，同时其脂肪和糖类的含量较低，不仅能够满足新生儿的营养需求，还能够帮助其消化和吸收。

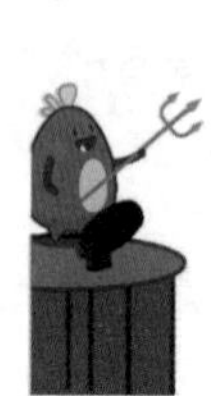
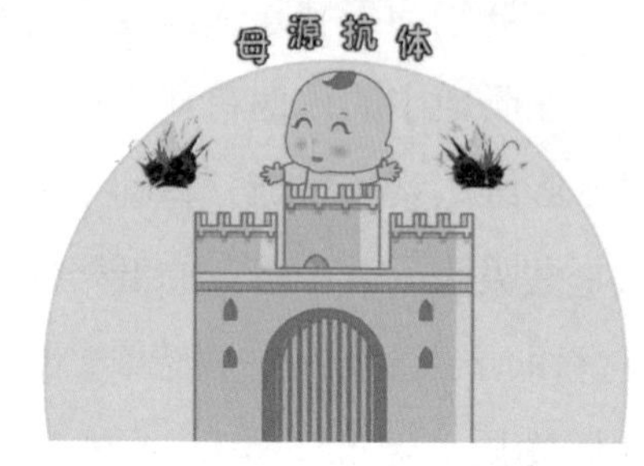

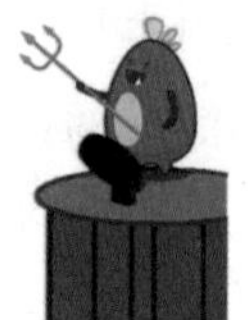

初乳之所以能够被世界卫生组织（WHO）称为宝宝的“第一剂疫苗”，是因为其包含大量的免疫球蛋白、乳铁蛋白、白血球以及各种抗炎因子，是新生儿最重要的抗体来源。初乳中这些丰富的免疫物质不仅能够弥补新生儿自身抵抗力的不足，还能够促进其自身免疫系统的发育，增强抵抗力。WHO 的统计数据也告诉我们，尽早开始母乳喂养是非常重要的，甚至可能攸关新生儿的存活。若新生儿在出生后一小时内没有得到母乳喂养，那么其患病和死亡风险将明显增加。因此，初乳是宝宝的第一件“黄金盔甲”，妈妈们千万不要错过哦！

◎ 母乳的变化特点

为了适应宝宝在各阶段的生长发育需求，母乳的成分会在一个相对较窄的范围变化。母乳喂养是妈妈和宝宝之间相互影响的过程，宝宝的状态在确定乳汁成分上也发挥着重要的作用。根据泌乳的生理时间，可将母乳分为初乳、过渡乳、成熟乳。

初乳：从怀孕中后期到产后 2—5 天所分泌的乳汁。与成熟乳相比，初乳含有更多的蛋白质和免疫物质，提供宝宝出生时的初次免疫，促进免疫系统的发育。同时，初乳中蛋白质含量最高，约为成熟乳的 2 倍。

过渡乳：产后 6—10 天所分泌的乳汁。乳汁产量比初乳大幅度增加，蛋白质和免疫球蛋白浓度逐渐下降，乳糖、水溶性维生素的浓度逐渐增加。

成熟乳：产后 10 天以后所分泌的乳汁。此时乳汁产量由乳汁的移出量决定。成熟乳中的成分也处于相对稳定的状态，但也会根据宝宝的生长情况发生改变。

2. 母乳可以喂多久？

◎ 推荐母乳喂养时间

饿了吃两口，醒了吃两口，白天要吃，晚上也要吃……妈妈这场持久战要打到何时？母乳喂养是最自然和最优的

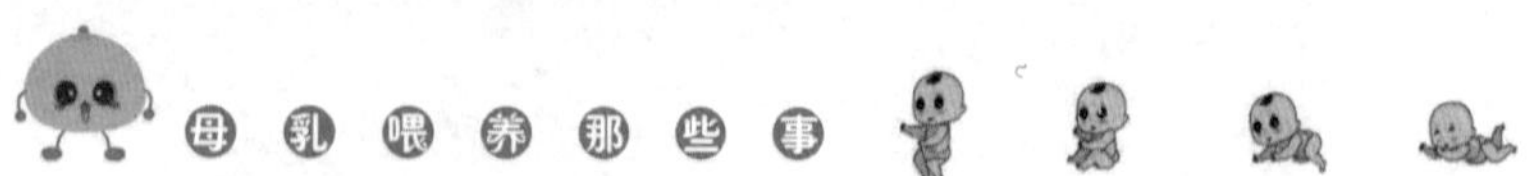

哺育宝宝的方法，目前联合国儿童基金会、世界卫生组织、中国营养学会、美国儿科学会等都推荐在生命最初的6个月内对宝宝进行纯母乳喂养，以实现宝宝最佳的生长、发育和健康，之后继续母乳喂养至2岁或2岁以上。

这是因为研究表明，6个月内的宝宝可以依靠母乳获取全部营养物质满足生长发育的需求，连水都不用补充。6—11个月的宝宝通过母乳能获得50%的热量，另外50%的热量就需要从辅食中获取，因此6个月后的宝宝需要开始添加辅食。第二年，每500ml的乳汁仍可以提供一天所需蛋白质的1/3以及部分维生素。同时，第二年的持续母乳喂养能够有效预防维生素A的缺乏，且此时母乳中仍含有相当数量的免疫物质，其中溶菌酶含量还会有明显的升高，能够增强宝宝抵抗力。

6个月内

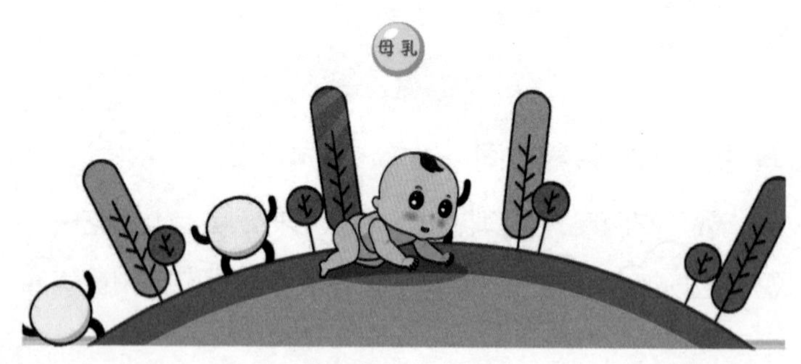

◎ 离乳的时机

母乳喂养的开始和结束都应该是温馨和充满爱意的，所以在结束母乳喂养的时候应充分考虑到母婴双方的感受。虽然权威组织建议应尽量延长母乳喂养的时间，但每个妈妈的情况不一样，有的妈妈可能要考虑什么时候离乳对家庭来说是最好的，比如重新工作等。因此每个妈妈应当根据自己的情况和宝宝共同决定离乳的时间，以便采取合适的离乳方式，如自然离乳、逐渐离乳等。

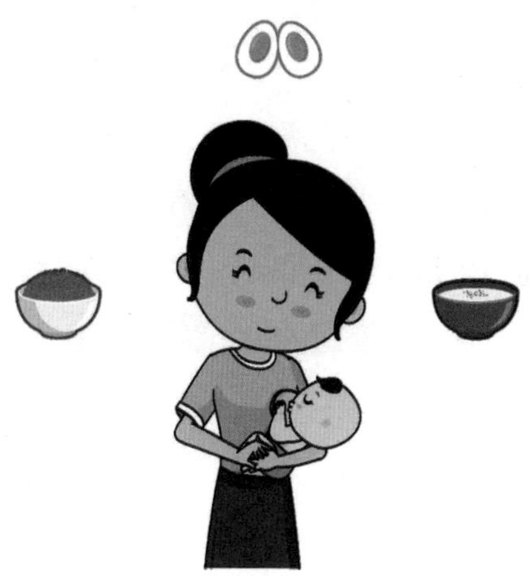

第二节　不可替代的爱

1. 什么是袋鼠式护理？

◎ 袋鼠式护理的内涵

袋鼠式护理是指早产儿的妈妈以类似袋鼠、无尾熊等有袋动物照顾幼儿的方式，将早产儿直立式地贴在自己的胸口，提供其所需的温暖及安全感，因此又称为皮肤接触。袋鼠式护理是一种安全简便有效的新生儿护理方式，能通过皮肤接触降低新生儿发病率和死亡率，是以家庭为中心的护理的重要组成部分。在新生儿生理状态稳定后，应尽早开展袋鼠式护理。当妈妈由于疾病或其他原因无法开展袋鼠式护理时，应鼓励父亲或其他家人实施。

◎ 袋鼠式护理的环境要求

在进行袋鼠式护理时，环境应满足以下要求：①环境温度保持在25℃—28℃之间，避免对流风，防止母婴体温流失；②减弱房间光照，保持环境安静；③准备一张舒适有靠背、扶手的摇椅或沙发，便于护理者坐靠或半躺；④采用坐姿时，可以使用脚蹬增加舒适感；⑤暖箱或辐射台保持预热状态；⑥应穿着宽大、舒适透气的前开襟衣物，以方便进行袋鼠式护理；⑦可准备一面小镜子，帮助观察宝宝状况；⑧播放轻柔舒缓音乐，营造舒适的氛围。

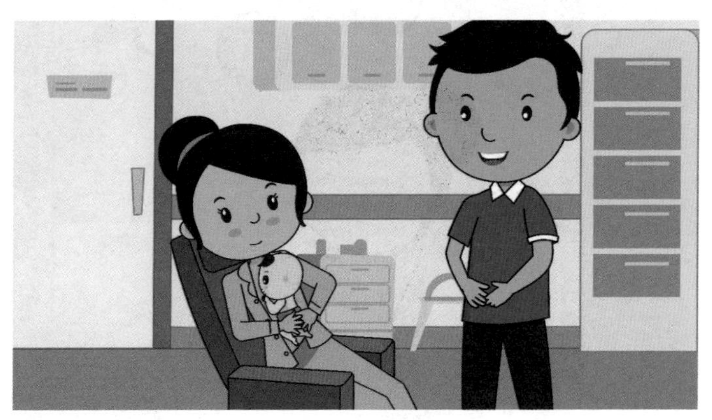

◎ 袋鼠式护理的方法

做好妈妈和宝宝的保暖措施以后，让宝宝直立式地趴在妈妈裸露的胸腹部（家人可协助），头部位于乳房间，身体与妈妈胸前肌肤紧贴，保证最大面积的皮肤接触，使宝宝的体温、呼吸、心率保持稳定，增强宝宝的安全感。这样做还可以减少产后抑郁症状的发生。在实施袋鼠式护理过程中，可以与新生儿轻声说话、唱歌或读书等，增进情感交流。

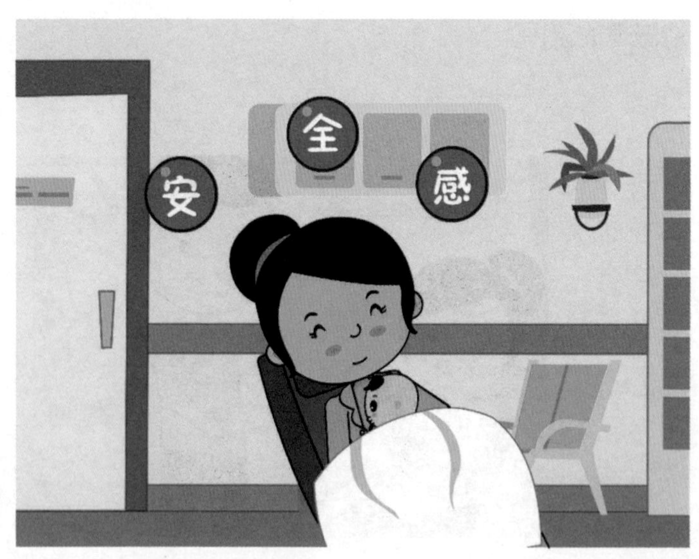

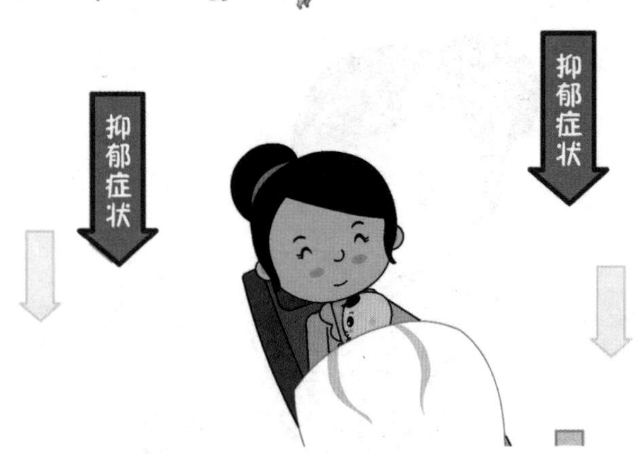

2. 神奇的抱抱

◎ 皮肤接触的魔力

当宝宝哭泣时，当宝宝无法入睡时，当宝宝不舒服时，请快给宝宝一个爱的抱抱。妈妈取后躺半卧位，将宝宝放在妈妈裸露的胸腹部，胸贴胸，腹贴腹，宝宝的头偏向一侧，让宝宝与妈妈的皮肤亲密接触，神奇的一幕便出现了：妈妈焦虑情绪减少了，宝宝也慢慢安静下来开始自行寻乳了……这就是皮肤接触的魔力。

刚出生的宝宝依旧需要延续在妈妈子宫内的包裹，依旧完全依赖妈妈的温暖，以构建其对这个世界的信任。因

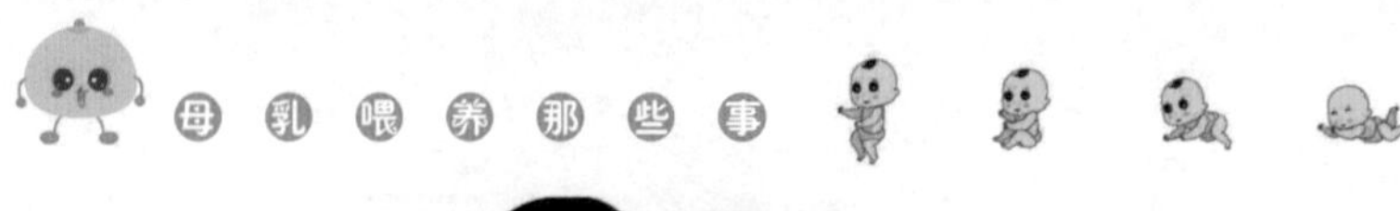

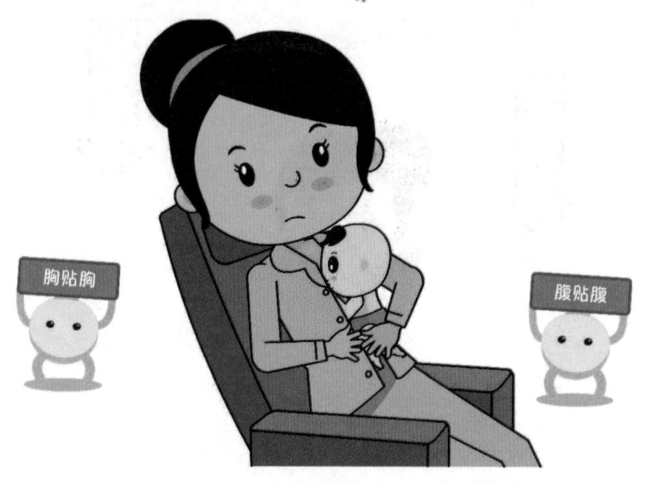

此，皮肤接触时间越早越好。这样做不仅有利于宝宝和妈妈沟通感情，还能促进母乳喂养，同时稳定宝宝的血压、血糖、体温、呼吸，让宝宝睡眠时间更长、生长发育更好，帮助妈妈增加催产素、泌乳素以及泌乳量，缓解妈妈的生产压力，让母婴更好地开启下一段生命旅程。

◎ 皮肤接触的注意事项

首先，为了保证母婴安全，皮肤接触最好在家人的陪伴下进行；其次，妈妈要保持一个舒适度最佳的姿势，并且能够随时观察到宝宝，防止捂住宝宝的口鼻导致窒息；此外，妈妈需要用双手保护宝宝，防止宝宝滑落。

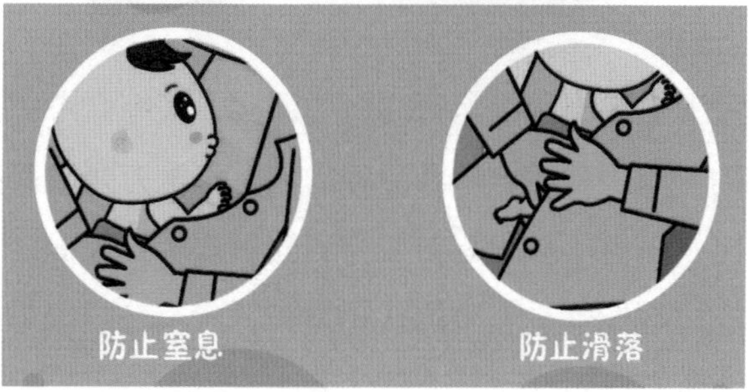

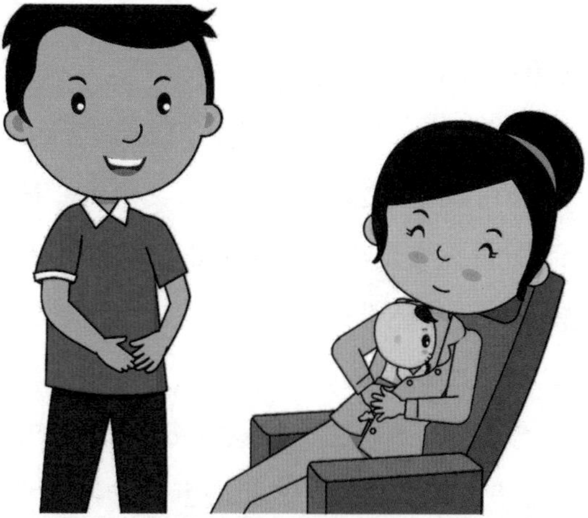

防止窒息

防止滑落

3. 母乳喂养好处多

不管是对妈妈还是宝宝，母乳喂养的好处都是非常多的。

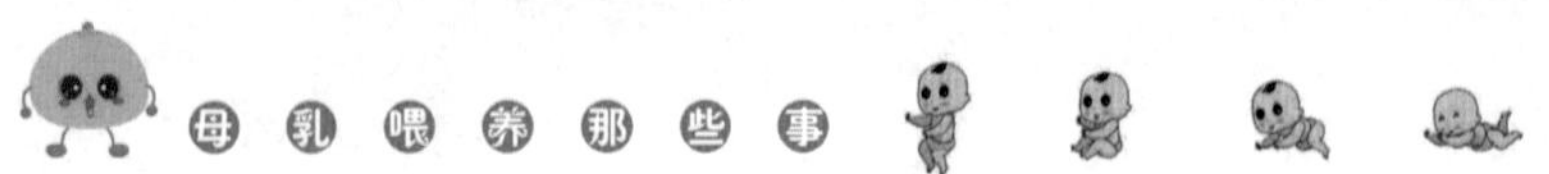

◎ 母乳喂养与宝宝健康

促进大脑发育：对宝宝而言，母乳是纯天然的超级食物，能够有效促进宝宝大脑发育。母乳中所含有的长链不饱和脂肪酸是母乳中脂肪的主要组成部分，是宝宝髓鞘形成、中枢神经系统发育的必需成分。另外，母乳中氨基酸比例合适的蛋白质也是促进宝宝大脑发育所必需的物质，比如由半胱氨酸转化而来的牛磺酸的含量是牛乳的 10—30 倍，能促进宝宝神经系统和视网膜的发育。

宝宝更聪明：目前研究已经证实，在综合考虑其他可能的影响因素后，母乳喂养的宝宝和配方奶喂养的宝宝相比，在各年龄段智力和智商分数都相对较高。母乳喂养的过程能促进宝宝的认知发育，宝宝在吸吮母乳过程中的肌肉运动有助于其语言能力的发展。

减少感染性疾病的发生：最新的研究证明，母乳喂养可以减少宝宝中耳炎、呼吸道感染、毛细支气管炎、特发性疾病、胃肠炎和宝宝猝死综合征的发生。同时有证据证明，即使添加辅食，母乳仍能够发挥这些保护性的作用。这是因为母乳中含有丰富的免疫球蛋白、大量

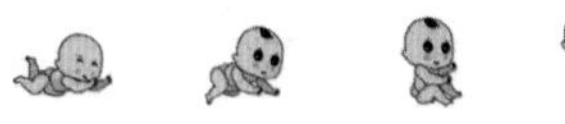

白细胞，坚持母乳喂养能够促进宝宝免疫系统的发育。

预防儿童过敏性疾病：纯母乳喂养有助于宝宝肠道发育，为宝宝建立肠道屏障；母乳中的多种抗体成分能够增加宝宝肠道的免疫耐受性；母乳中大量的免疫活性细胞能够帮助宝宝建立健康肠道菌群，降低宝宝今后出现过敏的概率。

预防儿童肥胖：母乳中的生物活性物质、长链多不饱和脂肪酸等成分的共同作用可以帮助宝宝脂肪组织和肌肉组织恰当发育，使宝宝不容易肥胖。可以说，母乳喂养对宝宝生理代谢的影响可能延续至青春期，甚至成年后，进而预防远期肥胖的发生。

◎ 母乳喂养与妈妈健康

促进产后身体恢复：宝宝的吸吮能够刺激缩宫素的分泌，缩宫素可以让乳房排出乳汁，同时能够引起子宫收缩，促进子宫恢复，预防产后出血；产后坚持哺乳，尤其是按需哺乳，是一个消耗大量能量的过程，因此孕期积累的脂肪能够通过母乳喂养逐渐被消耗，使体重减轻。

有利于远期健康：研究表明，母乳喂养可以降低女性乳腺癌尤其是绝经前乳腺癌的发生率，母乳喂养时间

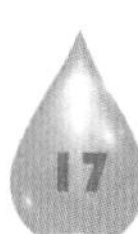

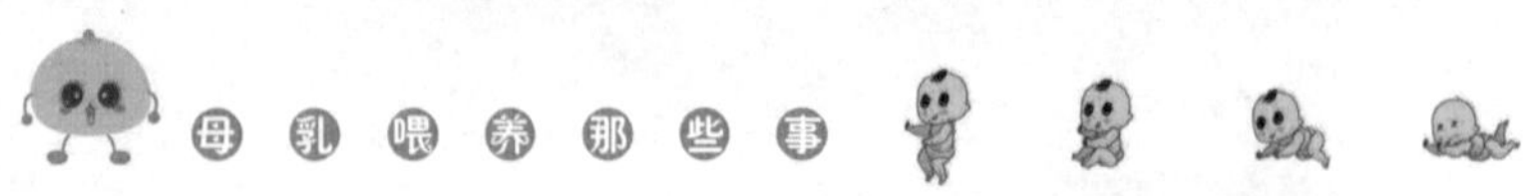

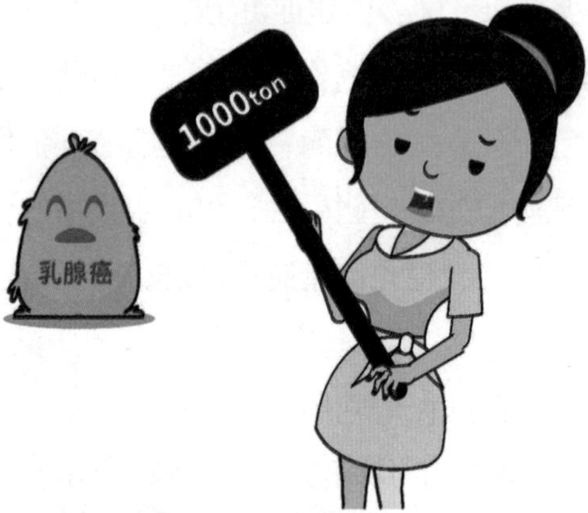

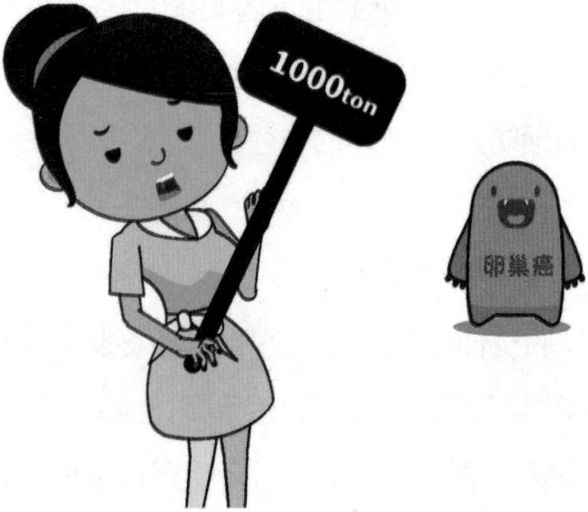

每增加1年，女性患乳腺癌的风险会降低6%。另外多项研究证实母乳喂养能够降低停经前患卵巢癌的风险，母乳喂养的女性较从未母乳喂养的女性患卵巢癌的风险明

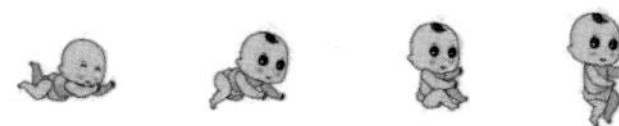

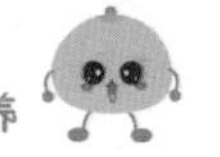

显降低，母乳喂养18个月或以上的女性与从未母乳喂养的女性相比，患卵巢癌的风险可降低34%。除此以外，母乳喂养还能降低女性患骨质疏松症、Ⅱ型糖尿病、心血管疾病的风险。

有益心理健康：母乳喂养能够降低产后抑郁发生的概率，这是因为母乳过程中分泌的缩宫素和催乳素能够产生镇静作用，帮助妈妈对抗压力。同时，母乳喂养的过程能够促进妈妈和宝宝的亲子交流，有利于帮助妈妈和宝宝建立情感联系，使妈妈迅速适应角色转换。

◎ 母乳喂养的经济价值

从家庭角度：母乳喂养避免了购买配方奶粉的开销。而且由于母乳喂养能够有效预防妈妈和宝宝的多种疾病，也就会相应降低家庭医疗费用的支出以及父母因为宝宝生病而付出的其他成本。

从社会角度：母乳喂养节约了社会医疗资源，可减少医护人员的工作负担、母婴住院期间所增加的社会劳动力等。

从环境角度：配方奶粉的生产过程对水和能源的消耗很大，其包装、运输过程以及日常奶瓶清洗使用洗洁精等环节也带来了多种污染可能。与配方奶粉相比，母乳可真是非常环保的天然“可再生”食物。

因此，不管从家庭、社会还是环境角度考虑，都建议妈妈们在条件允许的情况下，选择母乳喂养并延长喂养时间。

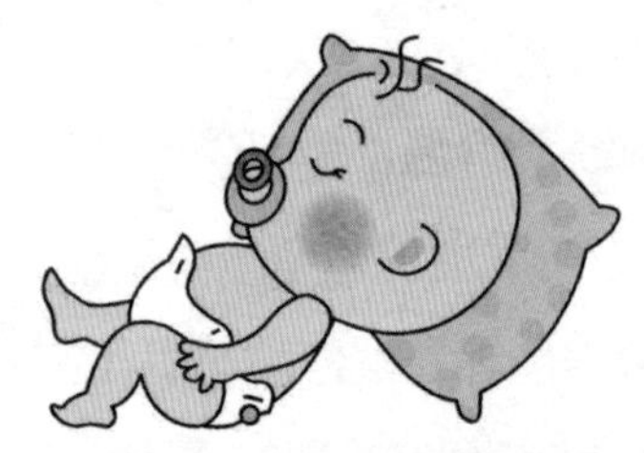

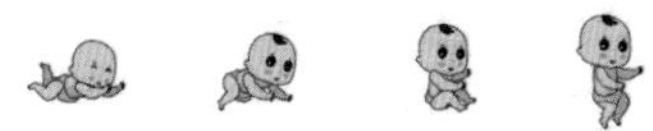

第三节　母乳是怎样产生的？

1. 孕期就开始泌乳了

为了给宝宝提供最好的口粮，妈妈的乳房从孕早期就开始做准备啦。乳汁的产生取决于乳腺组织的发育和分化，当准妈妈还没有发现自己的肚子明显隆起时，乳房就悄悄地表现出神奇的泌乳能力了。怀孕第16周，妈妈体内的催乳素开始分泌，刺激乳腺腺泡周围的上皮细胞分化成为泌乳细胞，随着乳房尺寸的增加，导管逐渐形成，脂肪滴开始在泌乳细胞内堆积，乳糖和α-乳清蛋白穿过泌乳细胞膜转移到乳管内。到了孕晚期，乳腺分泌活动会进一步增强，在腺泡腔内聚集不少乳汁，准妈妈们有时会发现乳头排出白色、淡黄色或者无色的黏稠分泌物。

准妈妈们还可能发现在乳头尖部有一些黑色的结痂

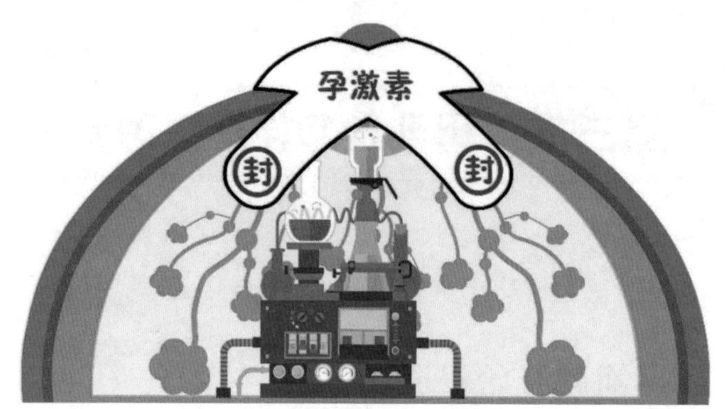

或者白色膏状物。不用担心，这是非常好的现象，说明乳房已经在悄悄证明自身的产奶功能，这就是量少但富含免疫球蛋白的初乳。如果准妈妈们没有发现乳头有明显的乳汁溢出，也不用担心，这并不能反映产后的奶量多少，乳房的变化已使它具备了产奶的能力，只不过由于此时体内较高水平的孕激素作用，乳汁分泌量很少。待到宝宝出生后，乳汁的分泌速度就会大大增加了。

2. 生完孩子多久会有奶？

没有乳汁，乳汁太少，多数宝妈会因此自责，这个时候你需要科学认知！

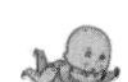
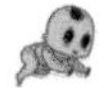

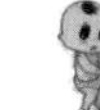
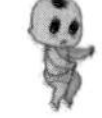

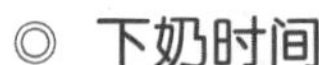

◎ 下奶时间

分娩以后，乳房就会进入泌乳阶段，这个阶段乳房会大量泌乳。因为随着胎儿和胎盘娩出，雌、孕激素水平下降，而泌乳素、催产素水平迅速上升，解除乳房“封印”，乳房就开始大量产奶。但这并不意味着产后乳房会立刻分泌出大量乳汁，一般需要 2—3 天的时间，也就是人们常说的“下奶”，因此产后并不是没有奶，而是要经历一个奶量从少到多的过程。

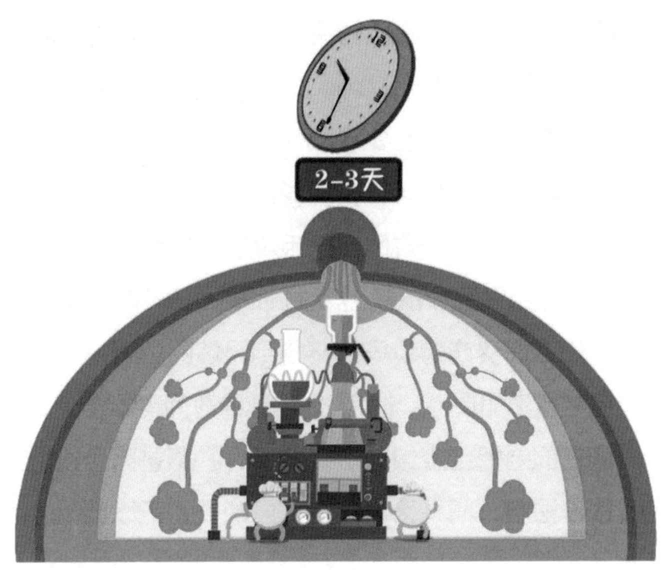

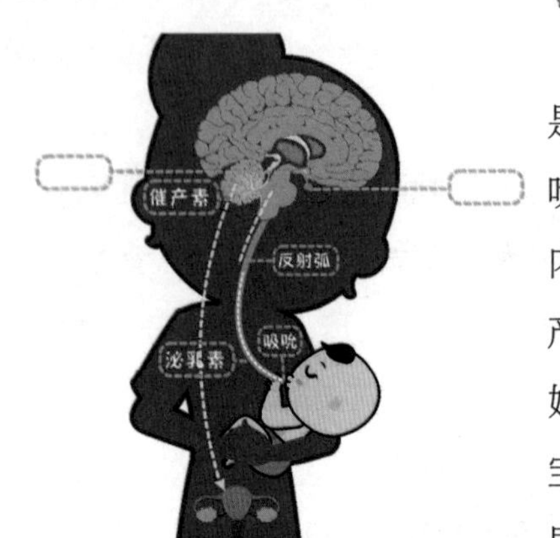

对于妈妈来说，宝宝是最好的开奶师，宝宝的吮吸可以通过妈妈的神经内分泌反射弧促进乳汁的产生和释放，因此建议妈妈产后半小时内就开始让宝宝频繁、有效地吸吮乳房。越是频繁不设限制地喂养，乳汁分泌量的增加就越快，而乳汁的排出量越多，产奶就越快。

因此，妈妈们要注意的是，不要等看到母乳从乳房里出来，或者说能挤出多少量了，才决定要不要喂宝宝。“现在没有母乳，要不要给宝宝吸”这样的想法应该丢弃，不管能不能看到母乳，不管能不能挤出来、挤出多少母乳，都要在第一时间让宝宝吮吸，把乳房在孕期和产后早期分泌的乳汁都吸出来，同时告诉身体一个信号：快快产奶，快快产奶！身体接收到足够的信号，母乳分泌的速度自然加快。否则，大量泌乳的时间可能会延长，那可能真的会把宝宝饿着了。所以，并不是因为没有母乳所以没法喂，而是因为没有好好哺乳，所以乳汁才不

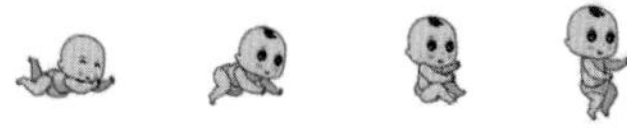

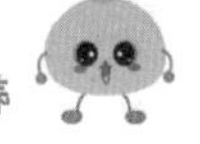

能很快地出来。

◎ 生理性乳胀

在“下奶”阶段，乳腺细胞全线开工，乳房开启最大产能产奶，导致乳汁大量生成，因此妈妈们常常感觉到自己的乳房皮肤发紧，甚至胀硬如石，可能还伴有疼痛甚至发热，乳头被撑得扁平，宝宝含接吃力，那么你可能遇到了“生理性乳胀”。这种情况虽然很多妈妈都遇到过，但其发生率和产后几天内的母乳喂养状况有关。产后 48 小时内有更多的哺乳次数和更好的哺乳效果，并且母婴同室，乳房肿胀的发生率会比较小。二胎妈妈胀奶一般会比一胎快，同时消退得也快。有些剖宫产的妈妈要比顺产的妈妈慢一些，产程中大量静脉输液的妈妈可能出现更早和更长时间的乳房胀满和疼痛，经历过乳房手术的妈妈出现肿胀也很常见，这些妈妈需要获得更多的帮助。

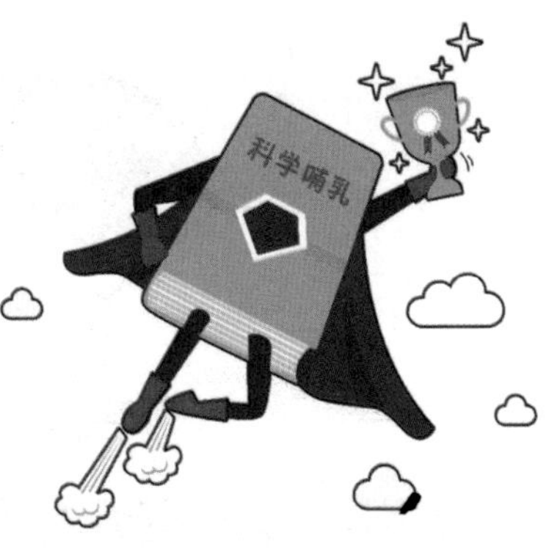

产后早期做到“早

接触、早吸吮、早开奶”，以及不设限制地有效喂养，都会促进大量产奶和避免乳房肿胀的发生，从而保证妈妈们顺利度过生理性乳胀进而实现纯母乳喂养。

3. 怎样保持母乳喂养？

◎ 奶量的变化

分娩后 9 天左右，乳汁的分泌从主要由内分泌控制转变为自分泌调节，乳汁量由急剧上升变为缓慢增加最终到达平稳状态。在这个阶段，乳汁的生成量是由乳汁的排出量所决定的，也就是说妈妈的乳房会按照宝宝的吸吮量智能调节产出量。在这个阶段的早期，乳房开启

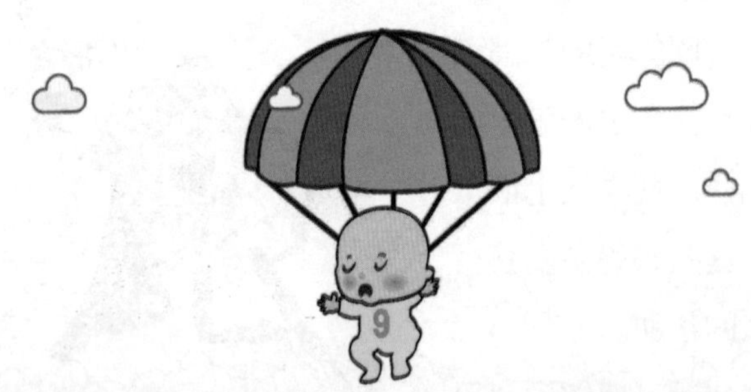

最大产能产奶。因为不知道宝宝需要多少，就以最高能力去制造乳汁，妈妈们常会感到胀奶。大多数妈妈这个时候的泌乳量是供大于求的，但身体同时也在根据宝宝的需求量进行调整，乳汁从乳房里面排出多少，后续就能产生多少。为什么说乳汁越吃越有，就是这个道理。

如果妈妈总是在喂完奶之后排空乳房，身体就会得到信号——“排空了排空了，赶快产奶”，那么乳汁的后续产量就会持续增加。但此时的产奶量并不是宝宝的真实需求，宝宝吃不了那么多奶，如果妈妈长时间大量排空乳房，就容易让奶量过大，有产生乳汁淤积和乳腺炎的风险。

如果乳汁不能及时排出（包括宝宝吸吮以及使用吸奶器或通过手挤奶挤出），乳房中的乳腺细胞就会产生泌乳反馈抑制因子，它会像信使一样告诉乳房：“少分泌一些乳汁，宝宝已经够吃了，能量和营养留给你自己使用吧！”妈妈的奶量就会下降。

◎ 关于胀奶

是否感觉到“胀奶”，妈妈们的差异会非常大。一些乳房小的妈妈胀奶感觉会很明显，一些乳房大的妈妈几乎不会感觉到明显的胀奶，这并不影响她们的奶量。这里需要提醒新手妈妈们，是否感觉到乳房胀奶，不是判断奶量的标准，尤其是处在这样一个奶量调整阶段。

如果因为没有感觉到胀奶而认为或者被认为乳汁少，无论是等着乳房胀奶了再喂，还是给宝宝添加配方奶，造成的最直接结果就是喂养次数减少，也就是告诉身体“奶吃不掉，不要产了”。慢慢地，乳汁产量减少，更不容易感觉到胀奶。本来乳汁是不少的，这下就真的少了，并形成恶性循环，最终导致母乳喂养失败。所以，不是因为乳汁不够吃才加奶粉，才攒着喂，而是因为加奶粉了，攒着喂了，有效的乳汁排出减少了，才真的变成了奶不够。

还有一些妈妈产后早期频繁感觉到胀奶，对奶量很有信心，但是随着哺乳期的进展，身体逐渐适应宝宝的奶量需求，乳房也慢慢地不再过度胀满，可能就没有信心了。这也是一个很常见的误区，即把胀奶当作有乳汁的标准。事实上，身体是很聪明的，在没有过度干预的情况下，会自行根据宝宝的需求调整，宝宝吃的时候现产奶，宝宝不吃的时候不留太多的乳汁在乳房里，避免淤积。妈妈还是要根据宝宝的排出量、生长发育去判断是否摄入足够。尤其是产后八九个月以后，尽管产奶效率不会有太大影响，但乳房相对更不容易胀奶了（个体差异仍然很大）。妈妈们如果长期哺乳，宝宝越大，吃奶量逐渐减少，乳房胀奶的间隔时间越来越长，甚至长时间不哺乳，也不会感觉胀奶，这是正常现象。

◎ 哺乳与遗传

如果家里的女性长辈没有哺乳成功，不等于她的乳房在孕期没有变化，更不等于她不具备哺乳的能力，这往往是由很多因素造成的。因此，是不是能成功哺乳，并不会遗传。

◎ 不要挤掉前奶

挤奶的妈妈会发现前后乳汁颜色、质地是不一样的，这就是俗称的“前奶”和“后奶”。前奶比较稀薄，主要成分是水分、蛋白质、免疫球蛋白；后奶外观颜色比较白，相对稠厚，富含脂肪、乳糖。

因此，前奶可以给宝宝补充足够的水分，母乳喂养的宝宝是不需要额外喝水的。前奶中还有大量的免疫球蛋白，可以提高宝宝的免疫力，所以妈妈们不要把宝贵

的前奶挤掉了。

◎ 轮换喂奶

为了让宝宝能够同时吃到前奶和后奶，建议妈妈轮换喂奶。一般情况下，宝宝吸吮 10 分钟以上，就能同时吃到前奶和后奶。轮换喂奶并不是吃几分钟后换到另一侧，而是先把一侧的乳房吃空，再换到另一侧。等到下一次吃奶时，先吃上次最后吃的那一侧，等吃完后再换另一侧。这样既能保证宝宝同时吃上前奶和后奶，也能保证乳房排空，防止大小乳，还能建立泌乳反射。

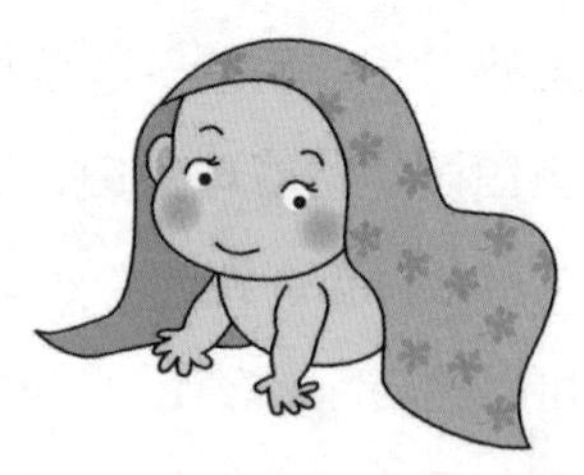

第二章

奶水不足或许是个误会

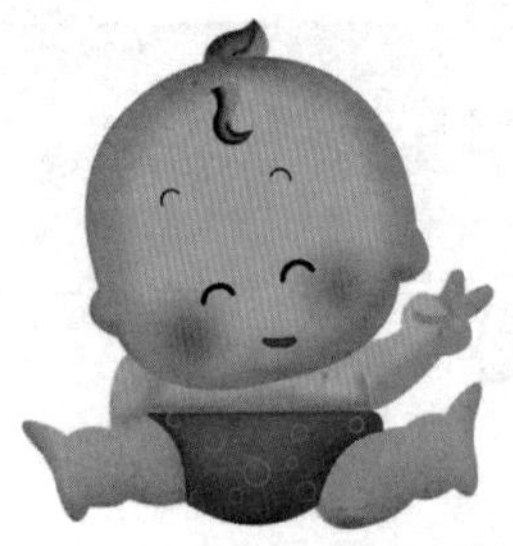

第一节　开奶那些事

1. 产后宝妈饮食宝典

◎ 饮食原则

怎样才能奶多不长肉？产后宝妈的饮食要遵循三个原则：均衡、适量、多样化。

根据《中国居民膳食指南（2016）》中哺乳期妇女膳食标准，哺乳期妈妈的每日食物建议量大致是：谷类250—300g（其中杂粮不少于50g），薯类75g，蔬菜

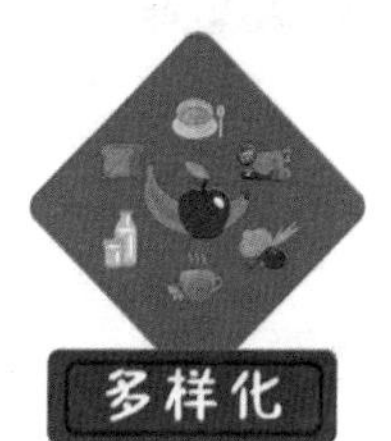

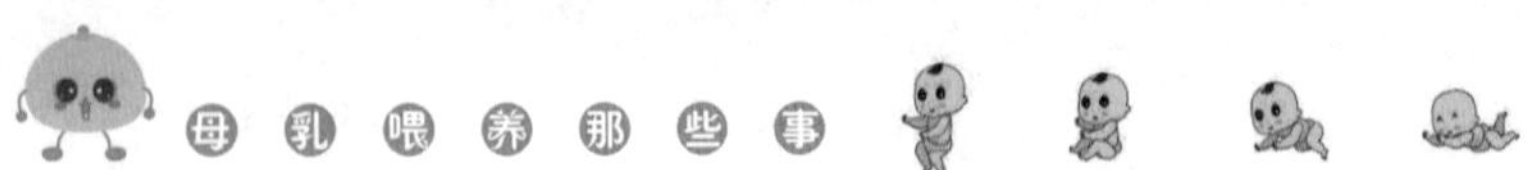

至少 500g，其中深绿色和红橙色的蔬菜占 2/3 以上，水果 200—400g，鱼、禽、蛋、瘦肉（含动物内脏）总量 220g，牛奶 400—500ml，大豆类 25g，坚果 10g，烹饪油 25g，食盐 5g。为了保证维生素 A 和铁的摄入量，最好每周吃 1—2 次动物肝脏，比如 85g 猪肝或 40g 鸡肝。

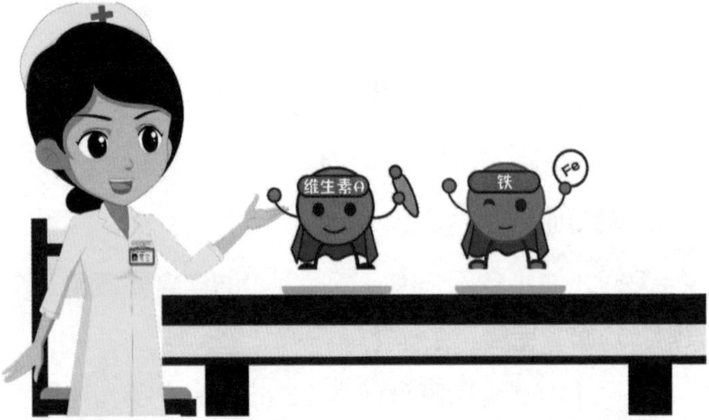

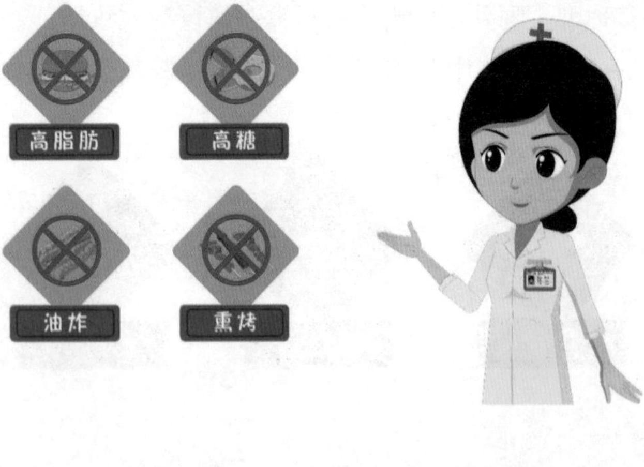

简单来说，新妈妈并不需要大吃大喝。每天主食比孕前增加 50g，绿叶蔬菜增加 100g，鸡蛋增加 1 个，牛奶增加 1 杯，鱼类或肉类增加 50g，即可满足身体所需。关键一定要保证食物的营养品质，避免使用高脂肪、高糖、油炸、熏烤食物以及过度加工的食品。

◎ 每日饮食时间分配

在月子期间，妈妈的营养很重要，应少吃多餐，每天可以进食七餐，具体见下表。

一日七餐分配表

分 餐	时 间	原 则
第一餐	6:00—7:00 早餐	以量多而营养全面为原则
第二餐	9:00—10:00 点心	以汤水为主
第三餐	12:00 中餐	以质精而营养为原则
第四餐	14:00—15:00 点心	以甜汤为主
第五餐	17:30 晚餐	应少油，先饮煲汤，再进食主食
第六餐	21:00—22:00 点心	以清爽好消化为原则
第七餐	夜宵	以汤水为主

月子期间，不同的人身体恢复情况不同，营养需求也不同，可以周为周期安排不同饮食，有针对性地补充产妇身体所需要的营养。

产后第1周：活血化瘀，排毒开胃

为了促进排毒、开胃和产妇伤口愈合，本周饮食主要选择清淡、开胃、富含优质蛋白质和维生素C的流质和半流质食物。

本周饮食原则：分娩后的第1周也称为新陈代谢周。怀孕时妈妈体内的毒素、多余的水分、废血、废气，都会在这一阶段排出，因此第1周的饮食要以“排毒”为主。同时，在产后最初几天，因为身体虚弱，妈妈的胃口会非常差，因此在排毒的同时要兼顾开胃。另外，无论是顺产妈妈还是剖宫产妈妈，本周的饮食中都还有促进伤口愈合的任务。

具体来说：产后1—2天，新妈妈会感觉身体虚弱、胃口不好，因此这两天的主要任务就是开胃。在饮食上，应讲究有营养、口感细软、易消化，少食多餐。产后3—5天，新妈妈要大量饮水以促进肠道蠕动。饮食可由流质改为半流质，食物要有营养、易消化，可选择蛋汤、米粥、烂面等。产后6—7天，新妈妈可根据体质将饮食逐渐恢复到正常，可多吃鸡、鱼、排骨等富含营养的食物。这样可以逐渐提升妈妈的奶量，以满足宝宝快速生长的需要。

本周最适合的食物推荐：麻油、糯米、姜、小米、薏苡仁、香菇、鸡胗、鸡蛋、白萝卜、南瓜、猪肝等。

产后第2周：补血养气，补肾养腰

进入月子的第2周，产妇的伤口基本上愈合了。排出了恶露，经过上一周的精心调理，胃口也有明显好转。这时可以尽量多食补血食物，调理气血。

本周饮食原则：随着产妇的伤口基本上愈合，胃口也明显好转，但会出现腰酸背痛的症状，因此本周可以让新妈妈们尽量吃一些补血养肾的食物。

最适合的食物推荐：银耳、西芹、牛蒡、猪腰、黑豆、芝麻等。

产后第3—4周：强筋壮骨，滋补催奶

产后第3周，宝宝的食欲增加，而妈妈的身体也逐步恢复到孕前状态，此时要加强滋补，给宝宝充足的营养。

本阶段饮食原则：第3—4周，产妇身体的各个器官都在逐渐恢复到孕前状态，需要更多的营养来帮助运转，以尽快提升元气。这一阶段饮食中，除了要富含蛋白质，还要适当摄入粗粮以及水果、蔬菜，防止产后便秘。另外，无论是需要哺乳的妈妈，还是不需要哺乳的妈妈，进补都不可掉以轻心，本阶段是产后恢复健康的关键时期。

最适合的食物推荐：鲤鱼、鲫鱼、鳝鱼、海参、鸡肉、乌鸡、牛肉、红豆、百合、花生、山药、菠菜、核桃、桂圆等。

◎ 顺产和剖宫产妈妈的饮食区别

顺产的妈妈生完宝宝后，身体虚弱，食欲欠佳，此时可以为其准备红糖小米粥，让新妈妈养血补血，恢复元气。产后1周内应多吃低脂流质或半流质食物，逐渐增加鲫鱼、瘦肉等高营养食物。

剖宫产的妈妈产后6小时内应严格禁食，这是因为此时麻醉药的药效还没有完全消除，全身反应低下，若进食可能会引起呕吐、呛咳等。若实在口渴，可适当喂少量白开水，避免糖水。在术后未排气前，不能进食牛奶、豆浆和含糖多的食物，以免胀气后增加不适。通常排气后1—2天内，可进食半流质食物，如蒸蛋羹、稀粥、软烂面条等，此后可逐步过渡到正常的月子餐。

◎ 月子里是否能吃盐

家里老人经常会说“在月子里吃的菜和汤里不能放

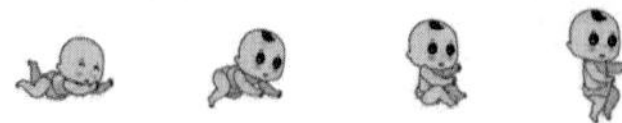

盐，不然对宝宝不好”。其实这种说法是没有根据的，产后妈妈可以吃盐，但饮食不宜过咸。

盐中含有钠，如果不吃盐，那么哺乳妈妈体内就会缺钠，出现低血压、头昏眼花、恶心、呕吐、乏力、容易疲劳等症状，因此哺乳妈妈应保持一定的钠平衡。此外，饮食中不放盐，新妈妈在月子里吃着淡而无味的饮食会导致食欲下降、营养缺乏，反而会影响泌乳和宝宝的成长发育。

但是哺乳妈妈的摄盐量也不宜太多，每日不超过 6g 为宜。由于哺乳期分泌乳汁需要很多的水分，如果食物过咸，哺乳妈妈自身的水分会缺失，更不要说再额外分泌充足的奶水给宝宝了。同时，盐的摄入量过多，也会增加肾脏的负担。

2. 猪蹄、甲鱼、鲫鱼汤，谁更下奶？

◎ 月子喝汤新理念

中国人传统观念里，坐月子时家人会让产妇喝荤汤下奶，那是因为当时人们生活艰苦，产妇瘦弱，需要补充脂肪来产生乳汁。而现在生活条件优越，在孕期准妈妈的体重增加过程中就会有一部分脂肪存在腰腹、胸部、臀部、大腿等部位，作为生产乳汁中脂肪的原料。因此，现在产后的新妈妈们应避免立即进食高脂肪、高蛋白食物，以免初乳过于浓稠，引起排乳不畅。

◎ 哺乳期液体摄入需足够

哺乳妈妈如果每日分泌 800ml 乳汁，就意味着需要额外补充 800ml 的液体，因此哺乳妈妈的饮食中汤是必不可少的。在准备汤水时，如果选择鸡汤、鱼汤、猪蹄汤等，可以去掉汤羹上面的浮油或者用冷冻的方法把乳白色汤中的油去掉。这是因为荤汤中的白色来自脂肪的乳化作用，

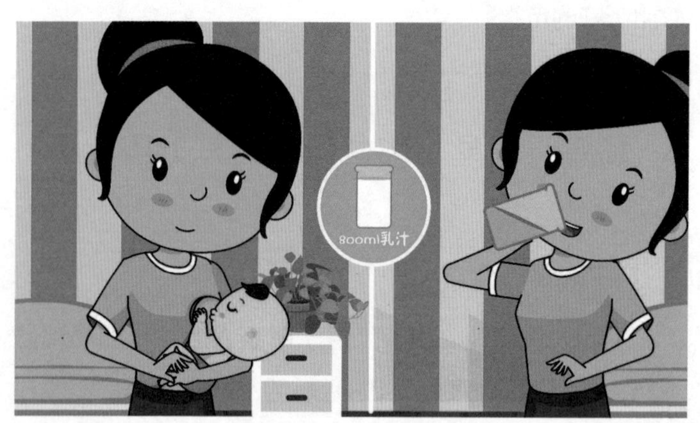

而汤的颜色越浓白就代表其脂肪含量越高。

妈妈们可选择少油的汤、羹等，既美味又补充水分，同时还能补充泌乳所需的营养。下面给妈妈们推荐一些催奶不长肉的食谱。

汤名	功效	原料
通草黄花菜肉丝汤	通乳、丰胸	通草 5g，黄花菜 20g，猪瘦肉 50g，生姜 3 片，盐少许
鲜虾莴笋汤	下乳	莴笋 250g，鲜虾 150g，盐、葱花、姜丝少许
木瓜鲫鱼汤	补虚、下乳	木瓜 200g，鲫鱼 1 条，盐 2g，料酒 10g，葱段、姜片各 5g
丝瓜猪肝瘦肉汤	健胸丰乳	猪肝、猪瘦肉各 100g，丝瓜 200g，姜片、胡椒粉、盐少许
红豆鲤鱼汤	利水、催乳	鲤鱼 1 条，红豆 50g，姜片 5g，盐 2g
原味蔬菜汤	催乳、通便	黄豆芽、紫甘蓝各 100g，丝瓜、西芹各 50g，盐少许
花生牛奶	催乳、补气	花生米 35g，牛奶 250g

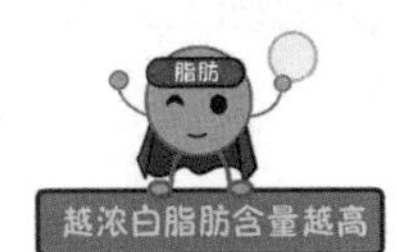

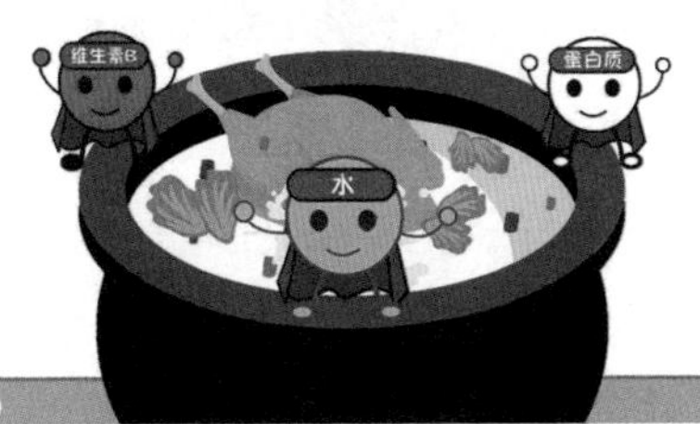

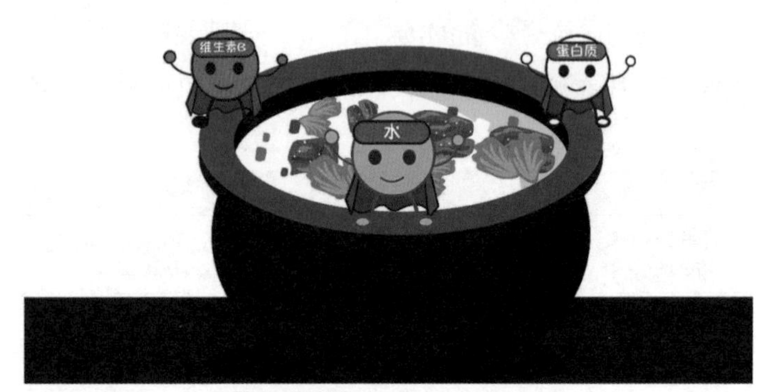

3. 妈妈胸小就是奶少吗?

◎ 乳房的组成

女性的乳房由乳腺组织、脂肪组织和结缔组织组成，决定乳房大小的是脂肪组织，而产生乳汁的是乳腺组织。

乳腺由几个到十几个腺叶组成，以乳头为前端呈放射状排列，形成一个半球形。每个腺叶又分为 20—40 个小叶，小叶由 10—1000 个乳腺泡组成，乳腺泡由小管连接就像葡萄串一样，乳腺泡又由筋上皮组织所包裹。

腺泡细胞在激素的作用下分泌出小滴的乳汁，汇集

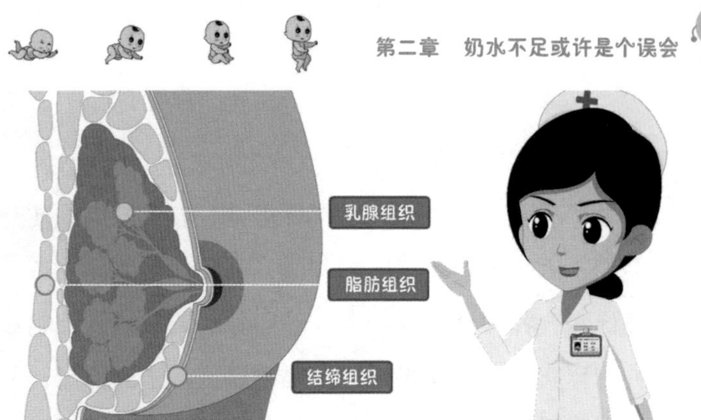

到乳腺泡内，然后由小管进入输乳管，最后由输乳管进入输乳管窦并在那里储存。输乳管窦在受到宝宝的舌头和上下颌的压迫时，乳汁就会从乳头流出。乳头的输乳口有几个到十几个，哺乳时乳汁由此流出，但在平时乳头的肌肉收缩，输乳口是封闭的。

◎ 奶量与乳房大小无关

乳房的大小因人而异，但是乳房的大小不同并不表明乳腺组织发育程度的不同，每个人的乳腺组织几乎是相同的，与乳房大小无关，乳房的大小主要是由乳腺周围的脂肪数量决定的。成熟的乳房中呈放射状排列的腺叶组织之间有许多脂肪相隔，无数的血管、淋巴管行走其间。

◎ 奶量与乳房的排空有关

为了产后顺利泌乳，在孕期 16 周左右乳腺组织便开始增加，因此只要有足够的刺激，乳汁就会不断生成。研究证明，乳腺排多少产多少的自分泌调节机制控制着母乳的真实产量，使妈妈的产奶量满足孩子的胃口；母乳的产量受乳房排空程度的影响，如果乳房能够得到很好的排空，母乳的产量将会更高。

所以泌乳量并不受 A 杯、B 杯还是 C 杯的影响，这就好比两个大小不一的水龙头，只要出水顺利，最终都能把桶装满。

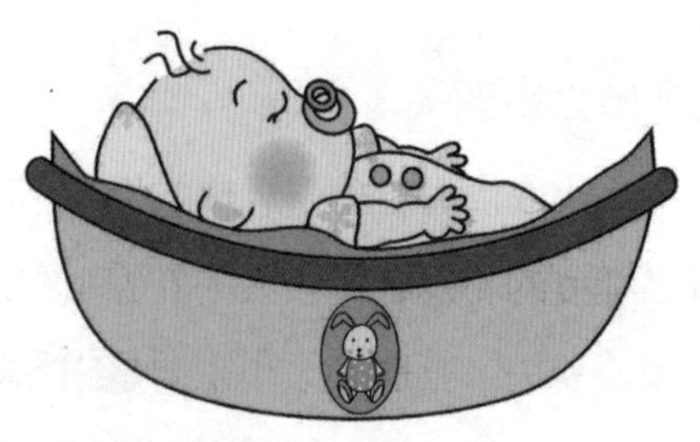

第二节　奶多奶少那些事

1. 宝宝吐奶怎么办？

◎ 宝宝吐奶的原因

吐奶是个生理现象，小宝宝都会吐。这是因为宝宝的胃为水平位，贲门括约肌不发达，而幽门括约肌发达，这样的结构导致宝宝在吃完奶后动一动或者打个嗝就会

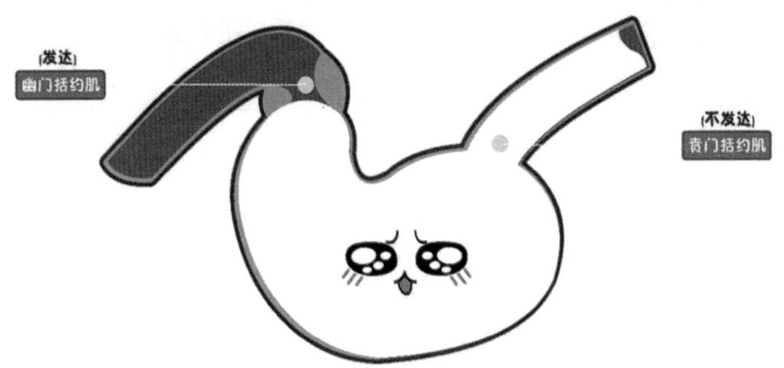

发生溢乳或吐奶，这在医学上叫作“胃食管返流”。如果宝宝吃奶过快、哺乳姿势不正确或者母乳流速过快，宝宝在喝奶的过程中吞进较多的空气，就容易出现吐奶的现象。

◎ 减少吐奶的措施

妈妈在每次喂奶时应尽量保持安静、平静和愉快的心情。在哺乳过程中应避免打扰、突然的噪声、强光和其他分散宝宝注意力的事情。

吃配方奶的宝宝在喂奶过程中至少每隔 3—5 分钟就拍嗝；不要让宝宝平躺着吃奶；每次吃完奶，将宝宝竖直抱起 20—30 分钟；刚喂完奶时不要挤压宝宝的腹部或让宝宝剧烈玩耍。

不要到宝宝很饿的时候喂奶，也不要把宝宝喂撑，做到少量多次给宝宝喂奶。用奶瓶喂奶时要让乳汁充满奶嘴，以免宝宝吸入空气；同时要确定奶嘴孔的大小是否合适，若奶嘴孔过大，会导致乳汁流出太快，若奶嘴孔过小，会导致宝宝吃奶障碍，吞进较多的空气。一个简单的检验方法：若翻转奶瓶后滴出几滴便停止，则说明奶嘴上孔的大小是合适的。

◎ 预防吐奶的方法

宝宝吐奶是很多新妈妈遇到的头疼事儿，其实在每次宝宝吃完奶后及时给宝宝拍嗝，帮助宝宝把吸入的空气吐出来就能有效防止吐奶的发生。

俯肩拍嗝：适合新生宝宝。先铺一条毛巾在妈妈的肩膀上，防止妈妈衣服上的细菌和灰尘进入宝宝的呼吸道。妈妈用右手扶着宝宝的头和脖子，左手托住宝宝的小屁股，将宝宝缓缓竖起，让宝宝的下巴处靠在妈妈的左肩上。再用左手托着宝宝的屁股和大腿，给宝宝向上的力，使宝宝胸腹部紧贴于妈妈的胸部，妈妈用自己左脸去支撑着宝宝的头部。拍嗝的右手鼓起成接水状，在宝宝后背的位置小幅度由下向上拍打。1—2 分钟后，如果还没有打出嗝，可慢慢将宝宝平放于床上，再重新抱起继续拍嗝，这样做会比一直抱着拍的效果好。

搭臂拍嗝：适合 3 个月以上的宝宝。妈妈两只手抱住宝宝的腋下，宝宝的重心前倾，妈妈将右手臂搭好毛巾，同时从宝宝的腋下穿过，环抱住宝宝的肩膀，支撑宝宝的体重，并让宝宝的手臂搭在妈妈的右手上。让宝宝横坐在妈妈大腿上，让宝宝的面部朝外，用左手开始拍嗝。

许多宝宝会在出生 2 周后出现吐奶，等过了 3 个月，大部分宝宝吐奶的情况会有所改善。

◎ 吐奶后的处理

如果宝宝平躺时发生吐奶，应迅速将宝宝的脸侧向一边，以免呕吐物流入咽喉及气管；也可以用手帕、毛巾卷在手指上深入宝宝口腔内，将吐出的奶水快速清理出来，使宝宝的呼吸道通畅。

如果发现宝宝憋气、不呼吸或者脸色变暗，表示呕吐物可能已经进入器官了，应马上让宝宝俯卧在自己的膝盖或者硬床上，用力拍打宝宝的背部 4—5 次，使其能将奶咳出。随后应尽快将宝宝送往医院检查，请医生做进一步处理。

一般情况下，在宝宝睡觉平躺时，应该让宝宝的头偏向一侧，防止溢奶后发生窒息。

◎ 吐奶后是不是要立即补喂?

不用担心宝宝吐奶之后就会饿，因为其实吐出来的并不多，尤其是吃完奶后过了一段时间，吐出来的奶有奶块的时候，看着宝宝好像吐了很多奶，其实主要是胃液。

如果刚吃完奶就吐出来好多，也不用着急补喂，应先观察宝宝有没有想吃的意思。新生儿的胃部生理容积并不大，但睡眠、烦躁、吸吮需求这些因素都会让宝宝产生“非营养性的吸吮”，这样的吸吮多了，会使得胃内容物过多，间接导致吐奶发生。

◎ 吐奶的次数

关于吐奶的次数，个体差异还是挺大的。有的宝宝每周吐一两回，有的宝宝每天要吐一两回，甚至十几回。即使是在宝宝睡着时发生，吐奶通常也不会造成窒息、咳嗽、身体不适或严重危险。宝宝会坐后，吐奶情况大多会好转，但也有持续到 1 岁多的，这都是正常的。

决定这种个体差异的，除了宝宝的生理特点之外，就是喂养方式了。如前面所说，吐奶量的多少与喂奶频率、亲喂还是瓶喂、按需喂养还是按时喂养等都脱不开关系。如果担心吐奶太多对宝宝不好，那么与其关注吐奶次数，不如关注吐奶后宝宝的状态。如果宝宝吐完奶就跟没事儿人一样，不发热、精神好、体重增长正常、没有不适、没有痛苦表情，那也就不用操心。但是如果宝宝过于频繁地吐奶、哭闹、摄入不足导致体重降低，或者出现由于反复吐奶造成喉咙、食道被胃酸灼伤所引起的厌奶等，那么宝宝可能就是严重胃食管反流，应予以重视。

◎ 吐奶和呕吐的区别

虽然大多数情况下宝宝的吐奶是正常情况，但是也要注意观察，并不是所有的吐奶都是正常的。

很多人搞不清楚宝宝吐奶和呕吐的差别，吐奶现象主要发生在1岁以下的小宝宝身上，是胃内容物轻微地返流到口腔中，吐奶前经常伴着打嗝，注意拍嗝能有效减少宝宝吐奶。

而呕吐是由身体和大脑神经感受控制的，一般由病毒感染、食物中毒、严重咳嗽等引起的一种将胃里大部分东西强有力地以喷射的形式，通过口腔甚至鼻子剧烈喷出的现象。

如果宝宝在新生儿时期就已经出现了频繁的呕吐现象，呕吐量比较多，吃后就吐，或者宝宝呕吐伴有不舒服的表现，包括意识不清楚、嗜睡或没有反应、惊厥、脖子僵硬或囟门凸起、头痛、呕吐呈血液、亮黄或绿色物质（胆汁）等，那么则需要到医院就诊，接受相关检查或者治疗。

2. 宝宝的饭量有多大？

◎ 宝宝胃容量

从宝宝呱呱坠地开始，有些家人总会担心宝宝吃不饱，想要给宝宝喂水、糖水或者奶粉等，其实大可不必。

一方面，新生儿的胃容量很小。宝宝出生第1—2天的胃容量只有5—7ml，相当于弹珠大小；出生第3天，宝宝胃容量增到30 ml左右，相当于乒乓球大小；出生第6天，宝宝胃容量为60ml左右，相当于鸡蛋大小；第10天以后，宝宝的食量为每次90—120ml。

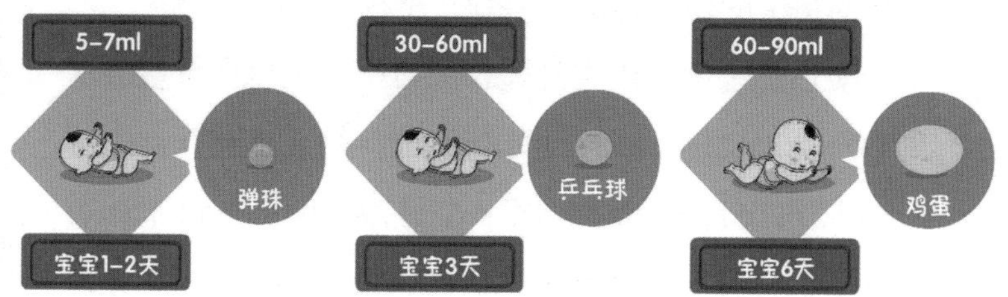

另一方面，新生儿是伴着水、脂肪和葡萄糖的存储而诞生的，最初几天，少量的初乳完全能够满足其需求，并不需要额外添加任何液体，如果添加只会给母乳喂养造成不良的影响。喂奶前如果给宝宝喂了其他液体，宝宝有了满足感，就会减少对母乳的需求，也就不能有力地吸吮乳头，从而减少对乳房的吸吮刺激，使妈妈泌乳减少，导致奶量不足，不利于母乳喂养和宝宝的健康发育。因此，千万不要把宝宝当成大胃王过度喂养。

◎ 宝宝喂养量

不同月龄的宝宝，每天的需奶量是不同的。

1—6 月龄喂养量：

母乳宝宝：24 小时内，通常喂宝宝 8—12 次。具体喂养时间和两次喂奶间隔都不固定，按需喂养就可以了，满月时每天的摄入奶量在 720ml 左右。

配方奶宝宝：出生几天，配方奶宝宝每次食量会达到 60—90ml。满月后，每次 120ml，每 4 小时一次。第 2 个月，每次 120—150ml。第 4 个月，每次 150—180ml（有差异），总摄入量一般为 750—900ml。第 5 个月，每次 180—210ml。第 6 个月，每次 180—240ml，每天 4—5 次。

宝宝单次吃奶上限最大不能超过 240ml，一天总量配方奶不超过 960ml。

7—12 月龄喂养量：

喝奶情况：母乳不足或不能母乳喂养的宝宝，满 6 月龄后应继续以配方奶作为母乳的补充。7—9 月龄，每天需要 600ml 以上的奶量，母乳宝宝喂养 4—6 次（但不少于 4 次）。10—12 月龄，每天保持约 600ml 的奶量，母乳宝宝喂养 4 次。

辅食情况：7—12 月龄的宝宝，在母乳或配方奶的基础上每天可添加 2—3 餐辅食。宝宝的第一口辅食，应从富含铁的泥糊状食物开始，其中铁强化谷物类辅食最方便。第一次辅食，只需尝试 1 小勺，每天尝试 1—2 次。第二天视情况增加进食量和次数，观察 2—3 天。7—9 月龄的宝宝，每天辅食 2 次，从强化米粉逐渐达到每天 1 个蛋黄或鸡蛋（蛋黄适应性好再添加蛋白）和 50g 肉禽鱼，其他谷物类、蔬菜、水果添加量视宝宝需要而定。如果宝宝对鸡蛋过敏，回避鸡蛋的同时再增加肉类 30g。如果宝宝辅食以谷物类、蔬菜、水果等植物性食物为主，需额外添加 5—10g 油脂。10—12 月龄的宝宝，每天 1 个鸡蛋加 50g 肉禽鱼，谷物类、蔬菜、

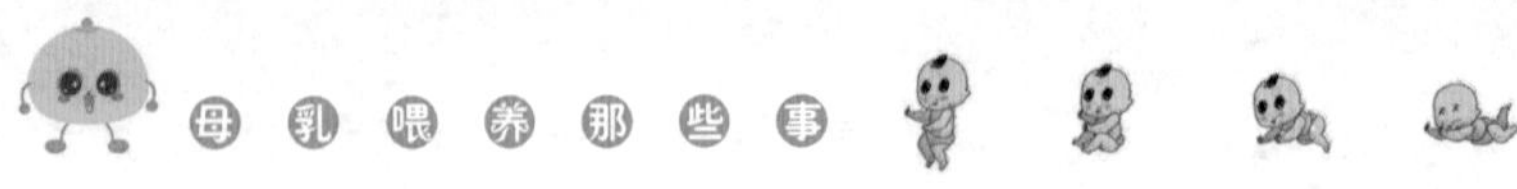

水果的量按需要而定。

◎ 猛长期宝宝吃奶量会增多

很多宝宝在第3周和第6周都会不停地吃奶，这不能说明妈妈的奶水不足，而是宝宝处于猛长期，所需要的养分比较多，宝宝通过频繁地吸吮来刺激妈妈制造更多的奶水。这时候，妈妈坚持勤喂几天，一旦奶水分泌量达到宝宝的要求，宝宝自然会降低吸吮频率。

3. 怎样判断宝宝吃饱了？

◎ 判断宝宝吃饱的信号

很多妈妈担心自己的奶水不够，或者担心母乳的营养不够，担心宝宝吃不饱。判断宝宝是否吃饱、母乳喂养的成功与否，可以参考以下几个指标：

体重：新生儿体重下跌不超过出生体重的7%—10%，第5—7天开始体重每天增加20—30g，第14天恢复至出生体重。第一个月内，体重平均每周增长112—200g。第一个月体重至少增加600g，6个月内每月平均

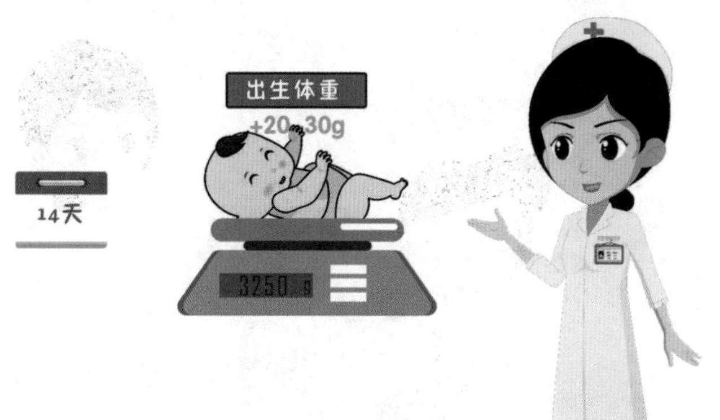

增长 500—1000g。

尿量：每天尿湿 4—6 片尿布或换下 4 条沉甸甸的纸尿裤。尿的颜色是清的，或者颜色很浅。如果尿的颜色很深或每天小便少于 6 次，说明宝宝摄入的母乳可能不够。

排便：宝宝在出生后的 1—2 天内，每天排便 1—2 次，出生一周内胎便应该排干净。第 2—4 周，每天会大便 2—4 次。1—2 个月后，随着肠道发育完善，大便次数一般来说会减少到每天 1 次。很多母乳喂养的宝宝，会每三四天大便 1 次，但量会很多。如果只有几周大的宝宝大便太少，妈妈可以看看宝宝的衔乳姿势是不是正确。

只要宝宝体重增长正常、大便正常、排尿正常，就

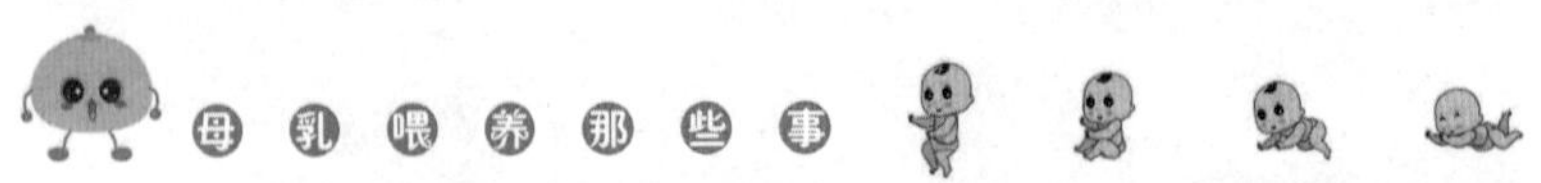

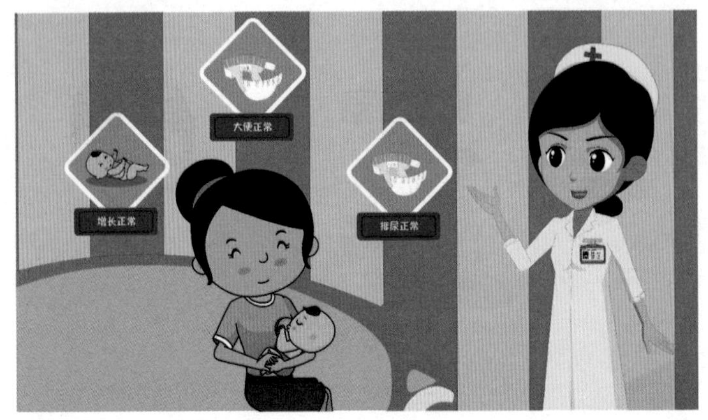

表示肯定是能够吃饱的。

◎ 判断宝宝饿了的信号

虽然宝宝还不会说话，但会通过以下三种方式表达自己饿了，需要细心观察。

睡眠变浅、睡梦中有吸吮动作：宝宝熟睡中，如果感觉饿了，将从深睡眠状态转入浅睡眠状态，有时还会短暂地睁大双眼，眼睑颤动，有的宝宝会一边睡觉一边做吸吮动作。

张嘴寻觅或吸吮衣物等：觅食是宝宝天生的本领，在其清醒时，觉得饿了，就会张着小嘴左右寻觅，或吸吮临近嘴边的被角、衣角、衣袖或手指等。如果妈妈用手指的指尖轻点下其嘴巴，宝宝会马上张开嘴巴，跟着手指转动。当妈妈把乳头送到其嘴边时，宝宝会迫不及待地衔住乳头吸吮。

哭闹：如果宝宝上述两个“求食”信号没有被发现和理解，宝宝会发出短而有力且比较有规律的哭声，中间有换气的间隔时间，渐渐急促。妈妈对这种哭声比较敏感，特别是母乳喂养的妈妈，而且很神奇的是这时妈妈乳房中的奶水也差不多胀满了。

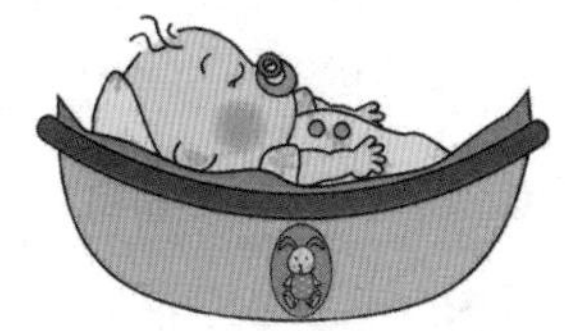

第三节 读懂婴语

1. 宝宝的睡眠特点

“像婴儿一样的睡眠”是我们向往的睡眠状态，但事实上婴儿的睡眠并不像一般人想象的那样。

宝宝在刚出生的 2 小时里是很警觉的，这时应该让宝宝与妈妈进行皮肤接触，增加安全感；同时，刚出生的宝宝还不会分辨白天和黑夜，所以其睡眠并不规律，很难预料什么时候会睡。第一次哺乳完成后，宝宝会进入较长的深睡眠时期，称为过渡期。此后又会进入清醒期并同时表现为频繁寻乳和睡眠交替的状态。

在出生的第二天，婴儿会表现出在夜间频繁需要哺乳的状态。这是因为刚出生宝宝的胃容量很小，吃母乳后通常只能坚持 2—3 小时，所以在出生后的 1—2 个月，宝宝必然会经常醒来吃奶，这是正常的生理现象，也是

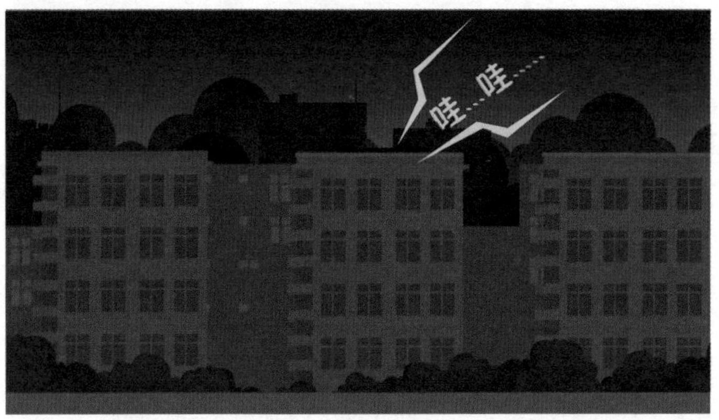

宝宝们的求生本能。

在宝宝 4 个月左右的时候，会开始慢慢形成昼夜规律，晚上通常可以一次睡足 4—5 小时甚至更长的时间，在这个阶段不要把宝宝叫醒喂奶。

◎ 0—5 岁宝宝睡眠时长建议

研究已经证实长期睡眠不足有很多危害，包括脾气暴躁、体重增加、疫苗效用减弱等。对于宝宝来说，睡眠对生长发育起着关键作用，那么宝宝到底该睡多久呢？

美国睡眠基金会根据不同年龄段给出了合理睡眠的时间，其中 0—3 个月的宝宝每天推荐睡 14—17 小时，4—11 个月的宝宝睡 12—15 小时，1—2 岁的宝宝睡 11—14 小

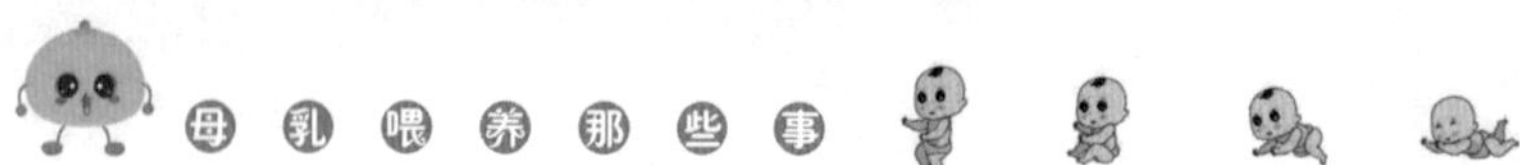

时，3—5 岁的宝宝睡 10—13 小时。除了参考建议的睡眠时间，其实判断宝宝是否睡醒、睡足了的最佳方式就是看宝宝的状态，如果宝宝醒来后没有疲劳感、白天玩耍的时候也很精神，一般都是不需要过于担心的。

◎ 宝宝不同阶段的睡眠规律

0—3 个月：在宝宝刚出生的第一个月可能需要每 3—4 小时就喝奶一次，其他大部分时间处于睡眠状态。从第二个月开始，宝宝白天清醒的时间会逐渐增加，此时其胃容量也开始增加，可以在夜间适当减少喂奶。到第三个月宝宝就可以一次性睡 6—8 小时了。

4—11 个月：宝宝每天大概需要小睡 2 次，分别是

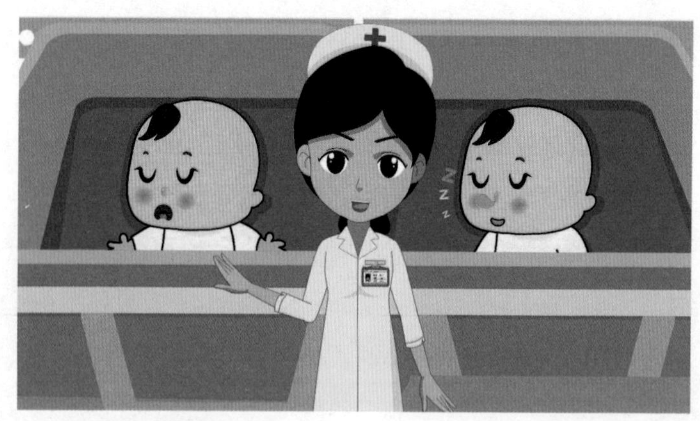

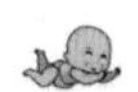 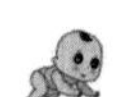 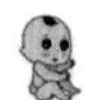 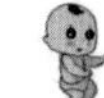

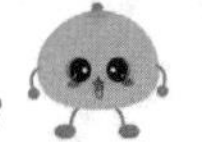

上午1次、下午1次。一般来说，如果宝宝白天睡眠时长不会影响到他晚上的睡眠，那么宝宝睡多久都可以。如果宝宝下午小睡的时间过长，晚上入睡变得困难，那么就要适当减少宝宝下午小睡的时间。

1—2岁：随着一天天长大，宝宝的睡眠模式也发生了改变。这个时候有的宝宝还是坚持白天2次小睡，有的宝宝则可能会逐渐变成1次。如果遇到了这种转变，也不用过于担心，以宝宝的习惯为主就好。

3—5岁：3岁左右的宝宝大多数在白天还会有1次小睡，时间为1—2小时。4—5岁的宝宝可能白天就不再小睡了，只要宝宝睡眠的总时长是足够的，就不用过于紧张。

2. 我是可爱的小黄人

◎ 什么是新生儿黄疸

为什么宝宝出生2—3天后会变成小黄人？这是新生儿黄疸导致的，新生儿黄疸在新生儿中非常普遍（50%—70%）。

人体中的氧气传输都是靠红细胞来完成的，正常情况下红细胞的代谢周期是120天。120天后，衰老的红细胞会转变为胆红素，胆红素进入肝脏被解毒处理，随着胆汁排到肠道，与肠道的有益菌亲密接触后随大小便排出体外，这也是为什么正常情况下大便和小便都是浅黄色的。如果血液中胆红素浓度升高，就会导致皮肤、黏膜和巩膜发黄，这就是黄疸。

宝宝在妈妈肚子里面的时候需要大量的红细胞来传输氧气，那个时候由胎盘来代谢处理老旧的红细胞。当宝宝出生后，老旧的红细胞就由宝宝自己的肝脏来进行代谢了，而此时宝宝面临的情况是体内衰老的红细胞较多，而肝脏分解胆红素能力比较弱、肠道有益菌较少，胆红素无法被完全代谢，从而导致黄疸的产生。

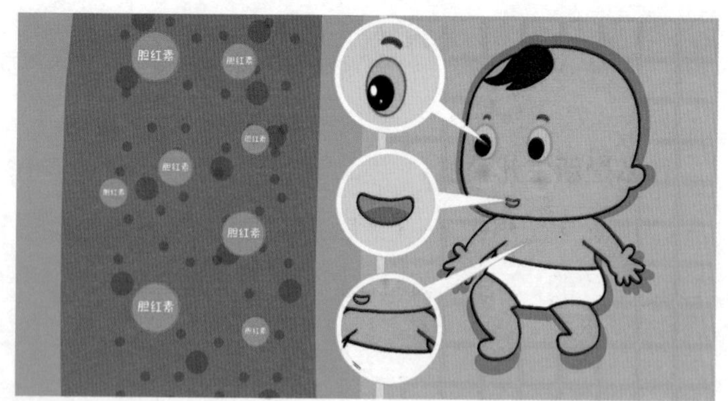

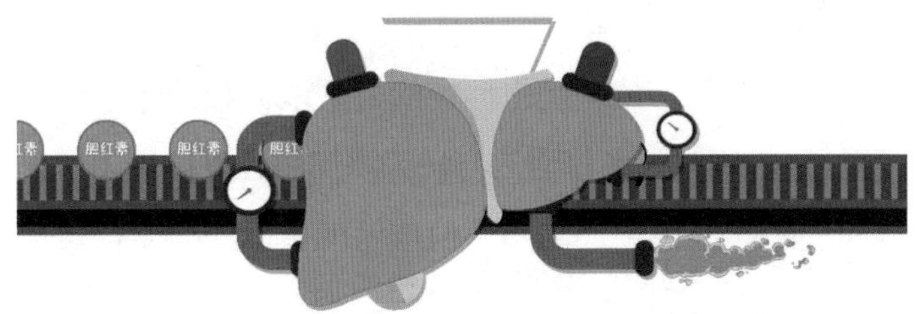

一般情况下，生理性黄疸在宝宝出生后2—3天出现，4—6天达到高峰，7—10天消退，如果是早产儿，那么持续时间会延长至2周。在此阶段，宝宝除了有轻微食欲不振、皮肤和眼白发黄外，没有其他临床症状，对宝宝是没有伤害的，不需要进行治疗，黄疸会自行消退。

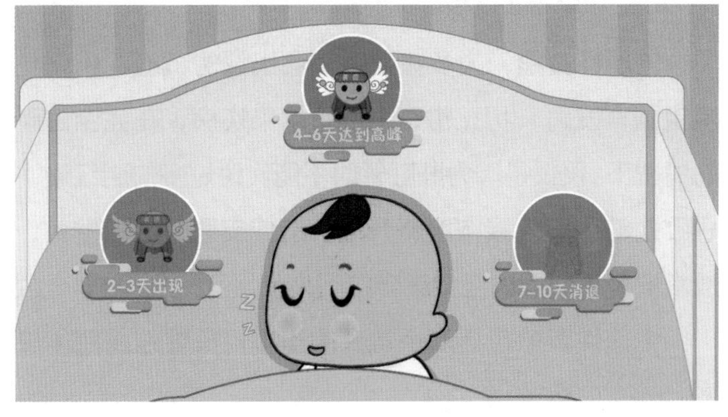

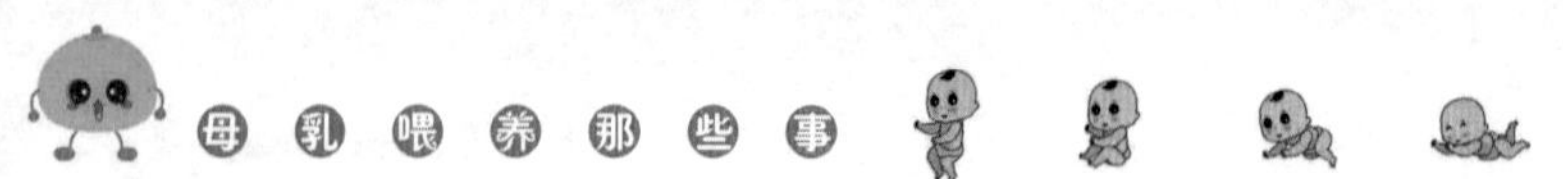

◎ 预防新生儿黄疸

因为新生儿黄疸是生理性的，所以很难预防，但是可以通过多喝奶、多排泄的方法来增加胆红素的排出量，从而预防宝宝患上严重的黄疸或者使黄疸的程度保持在不用治疗的水平。

研究发现，纯母乳喂养的宝宝如果每天喂养次数少于 8 次，会大大提高宝宝患黄疸的概率，总胆红素的水平也会显著高于每天喂养 8 次以上的宝宝。因此建议如果是母乳喂养，至少在出生后的一周内保证妈妈每天喂奶 8—12 次，每次喂奶的时间也尽可能长一些。如果是配方奶喂养，每天喂 6—10 次。

◎ 新生儿黄疸的分类

生理性黄疸：大多数宝宝都会出现的黄疸，也就是宝宝器官发育一切正常，也没有感染疾病，在完全健康的情况下,仅仅是因为肝脏暂时不能代谢过多的胆红素，导致血液中胆红素浓度略升高，造成皮肤、眼白发黄，通常情况下两周内宝宝就会白回来了。

生理性黄疸包括两个特殊的类型：母乳性黄疸（母

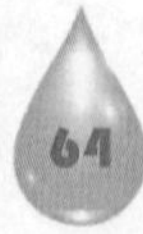

乳喂养造成的）和饥饿性黄疸（母乳喂养不足造成的），这两种情况都是生理性黄疸的延续。不管是母乳性黄疸还是饥饿性黄疸，都不用停止母乳喂养，而要继续坚持母乳喂养，并且增加喂养的次数和时间，一段时间后就能让黄疸消失。但如果宝宝的胆红素水平较高，黄疸较为严重，就需要接受蓝光治疗并继续保证充足的喂养。

病理性黄疸：宝宝患有疾病或存在健康问题，比如胆管闭锁、内出血、病毒感染等导致黄疸的出现。一般来说，病理性黄疸都比较严重，出现时间早、程度重，或者退得迟，甚至宝宝变得反应差、哭声弱。遇到此类情况要警惕，需尽快就医，接受必要的治疗。

3. 母婴安全小贴士

◎ 宝宝怎样睡觉更安全？

卧位：推荐宝宝仰卧位（全背部）睡眠直至1岁，而不是俯卧和侧卧位。实践证明，宝宝脸朝上，仰卧着睡觉能有效减少婴儿猝死综合征的发生风险，是最安全的睡姿。

如果有些大月龄的宝宝（更接近1岁的宝宝）喜欢

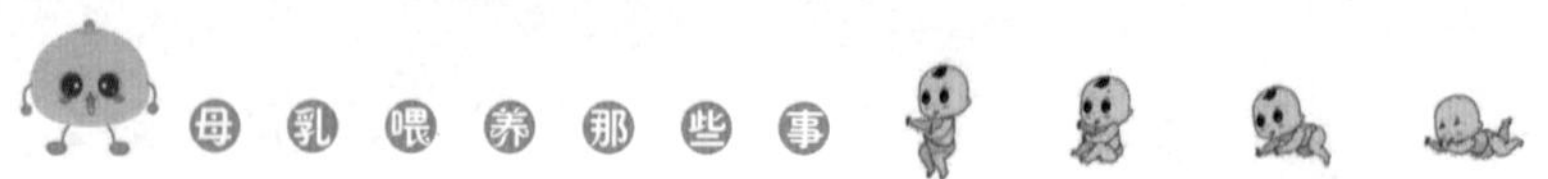

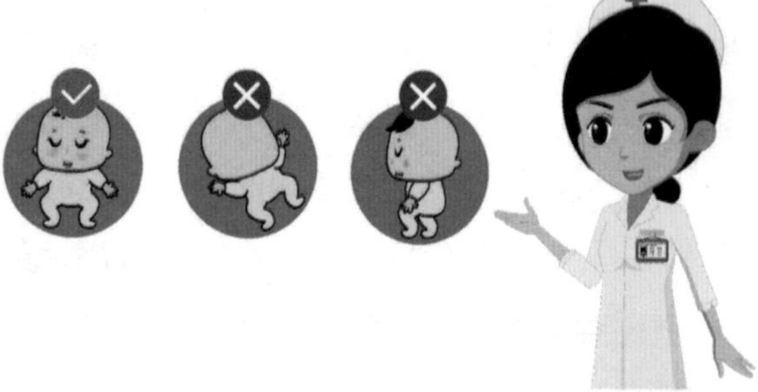

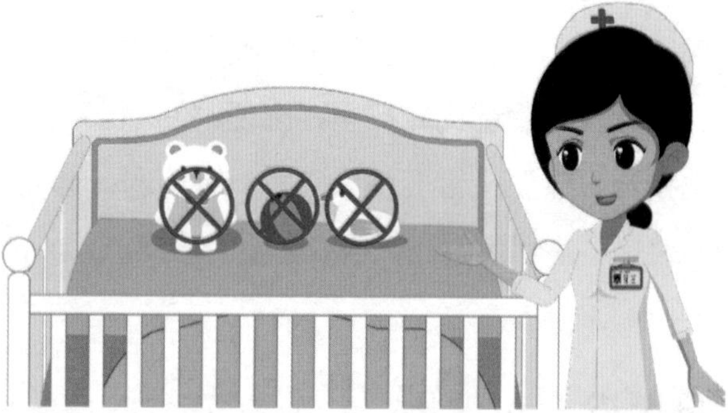

趴着睡，家长把宝宝反过来平躺睡后，宝宝还能从仰卧到俯卧再到仰卧，翻身自如的话，那就可以让宝宝选择舒适的姿势睡觉了，而不必纠结宝宝选择什么卧位。

环境：宝宝应睡在坚实平坦的床垫上，用舒适的床单裹紧床垫，不要摆放其他任何床上用品或柔软玩具，以免这些物品捂住宝宝的口鼻，阻碍宝宝呼吸。同时，确保婴儿床两侧和床垫之间没有大于两个手指的间隙，护栏的高度至少高出床垫13厘米，护栏间隔小于6厘米，不使用床围。对于新生儿来说，使用婴儿睡袋也是相对安全的选择。

◎ 一直躺着睡，宝宝的头会睡扁吗?

传统观念认为侧着睡且不断变换睡的方向，可以避免宝宝把头睡扁。婴儿颅骨相对较软，长时间固定仰卧确实可能会增加扁头的风险，但这种扁头通常是短暂的，随着孩子年龄的增长，大多都是可以自我塑形恢复的。更重要的是侧卧不是一个稳定的睡姿，宝宝很容易从侧卧位变成俯卧位，增加婴儿猝死综合征的风险。

如果担心宝宝的头睡扁，可以选择在宝宝清醒时，比如给宝宝换好尿布后，在家长的监护下鼓励宝宝趴着

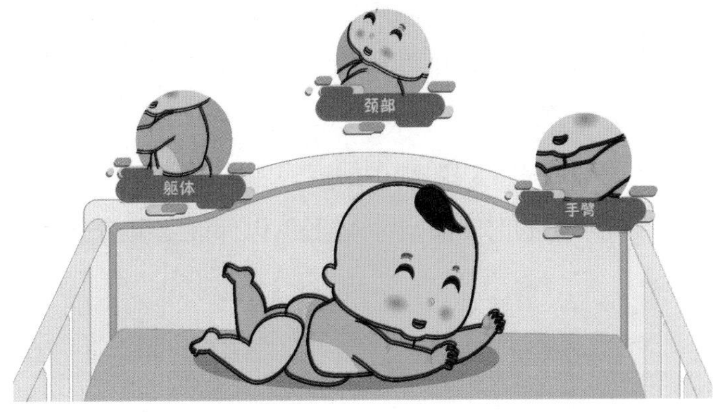

玩，可以降低由于躺着睡引起扁头的可能性，同时锻炼宝宝躯体、颈部和手臂的肌肉力量，给宝宝一个平行视角看世界的机会。

◎ 夜间喂奶推荐坐着喂

侧卧式喂奶可以让妈妈感觉更轻松，但是这种方式不适合新生宝宝和新妈妈。新妈妈由于身体虚弱疲惫，非常容易打瞌睡，而此时的宝宝没有任何移动自己身体的力量，也没有任何能提醒妈妈的手段，如果妈妈睡着了，柔软的乳房会堵住宝宝的口鼻，很容易发生窒息导致悲剧。所以在新生儿期，夜间喂奶时妈妈最好坐起来喂奶。到宝宝 3 个月时，可以自己转头，感到不适时也能拍打妈妈或发出喊声提醒妈妈，此时夜间喂奶可以选择侧卧位。剖宫产的新妈妈在手术后头几天因为身体原因不得不采取躺喂的哺乳姿势，在喂奶时一定要保持清醒，避免意外发生。

夜间哺乳由于妈妈犯困酿成的悲剧不少，所以新妈妈在夜间喂奶的时候最好有人陪护,以保证宝宝的安全。

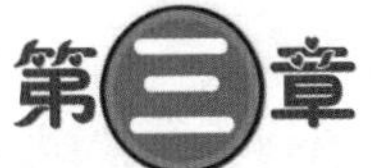

新手宝妈喂养宝典

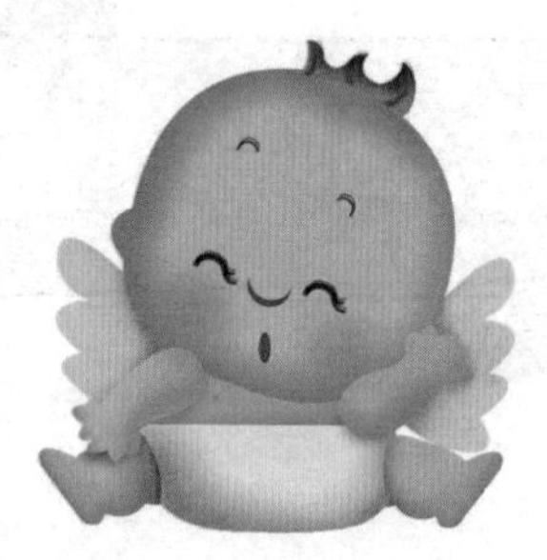

第一节　必备技能之哺乳姿势

1. 标准的哺乳姿势是什么样的？

◎ 哺乳姿势的选择原则

合适、正确的哺乳姿势能让宝宝舒适进食，同时让新妈妈避免产生肩胛和脊柱疼痛。哺乳姿势有很多种，没有所谓的标准答案，适合妈妈和宝宝的就是最好的。

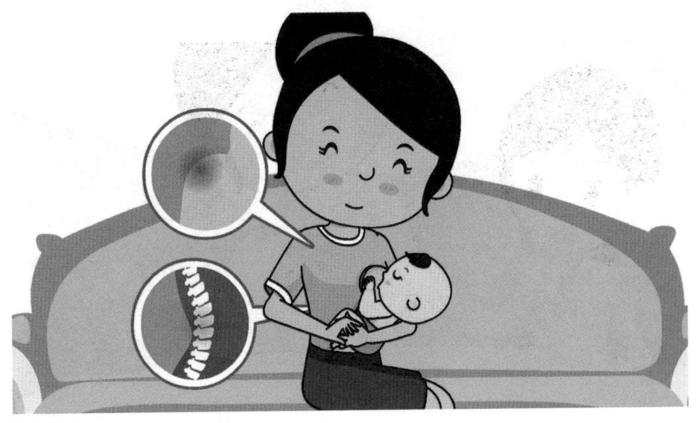

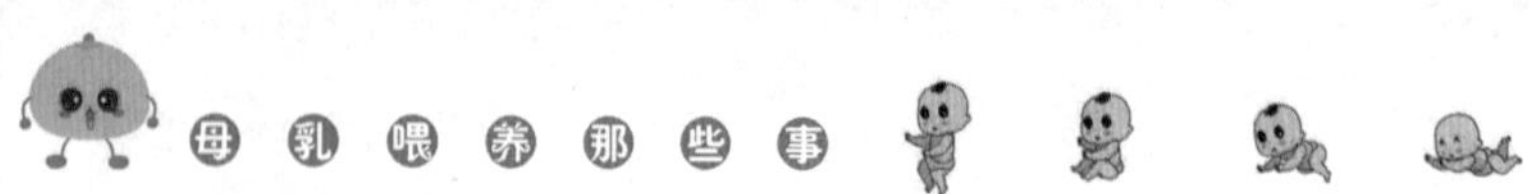

妈妈在喂奶时，要采用舒适放松的姿势，宝宝要保持头高臀低，这样妈妈才能看到宝宝的表情，保证宝宝的安全。在哺乳过程中做到保证宝宝的耳朵、肩部和髋部成一条直线并贴近妈妈，下颌紧贴乳房，使宝宝鼻尖对着乳头，不仅要保证宝宝头部得到稳妥支撑，还要保证能够自由活动。如果搂抱宝宝的位置过高或过低、妈妈坐着时没有紧靠椅背、宝宝身体与妈妈没有贴近、腹部不是朝向妈妈腹部、颈部扭曲等，都会直接影响宝宝含接乳房及哺乳的舒适度。

合适的哺乳姿势能够促进成功哺乳，有助于宝宝把乳汁从乳房中吸出来、减少乳头损伤、增加哺乳的持续时间。对于不同的情况，有很多姿势可以选择，没有绝对的万能哺乳姿势，也没有绝对正确或错误的哺乳姿势，

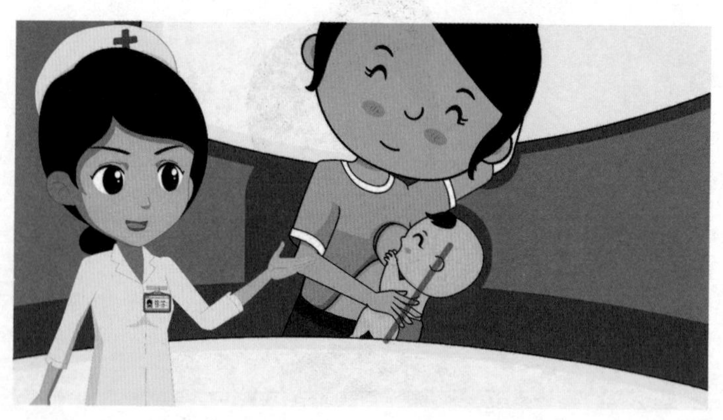

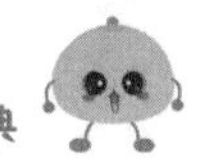

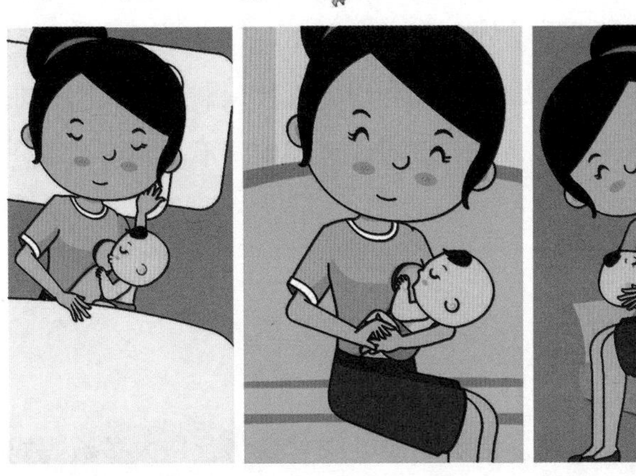

每一个妈妈对舒适度的感知与要求不同，家人可帮助妈妈找到最适合她的哺乳姿势，同时妈妈也要在不断尝试中探索出最适合自己和宝宝的哺乳姿势。妈妈在能很熟练地进行哺乳后，也可以尝试其他姿势，总之最重要的是既考虑自身的舒适度，又保证宝宝能够以合适的姿势含接乳房。

◎ 托起乳房的方法

选择舒适的哺乳姿势后，妈妈可用另一只手托起乳房，大拇指放在乳房的上方，将其余四指靠在乳房下的胸壁上，支撑乳房基底部，呈“C”字形，拇指和食指相对轻压，改善乳房的形态后可使宝宝容易含接。注意手指不要太靠近乳头处。宝宝含接后，如果母亲的乳房大而垂，可用手轻轻托住乳房帮助乳汁更顺畅地流出；如果乳房小、相对高挺，在哺乳过程中就不需要持续地托着乳房了。

2. 摇篮式喂养

摇篮式喂养是传统的母乳喂养姿势，是大多数妈妈喜欢并常使用的，对妈妈和宝宝的情感交流都很有益。

妈妈选择带有靠枕的座椅，取舒适坐位，将后背紧贴椅背，使身体得到足够的支撑，全身放松。注意座椅高度适中，妈妈的双脚可以自然地支撑在地面，当座椅较高时，可以备脚凳。妈妈将宝宝横抱在身前并贴近，使宝宝的头靠在妈妈臂弯处，使用前臂托住宝宝颈部及肩部。如果是新生儿还要托住其臀部，此时宝宝鼻尖应对着乳头。也可在妈妈的腿上垫一个枕头用于支撑宝宝的身体，避免宝宝向下移动，妈妈的背部和手臂也需要枕头的支撑。妈妈用左臂托抱时哺喂左侧乳房，右臂托抱时哺喂右侧乳房。

摇篮式喂养的缺点是，一方面妈妈对宝宝头部的掌

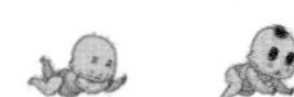

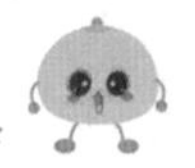

控力差，另一方面此姿势要求妈妈需要坐着才能进行。如果妈妈进行了会阴切开术、剖宫产或有痔疮，那么使用这个姿势会相对困难，妈妈会更倾向于用胸部去贴近宝宝，妈妈的手臂或乳房、宝宝的手臂都可能造成干扰，宝宝可能往下掉，随时会给乳房压力，干扰含接，或致使乳房离开宝宝的口腔，导致哺乳失败。

3. 交叉式喂养

此种姿势适用于低体重新生儿、患儿或伤残儿，或者喜欢使用这种姿势的妈妈。妈妈选择舒适的坐位，使后背得到足够的支撑，将宝宝贴近横抱在身前，顺着前臂抱紧，用手和手腕支撑住宝宝的头、颈和肩部，借助

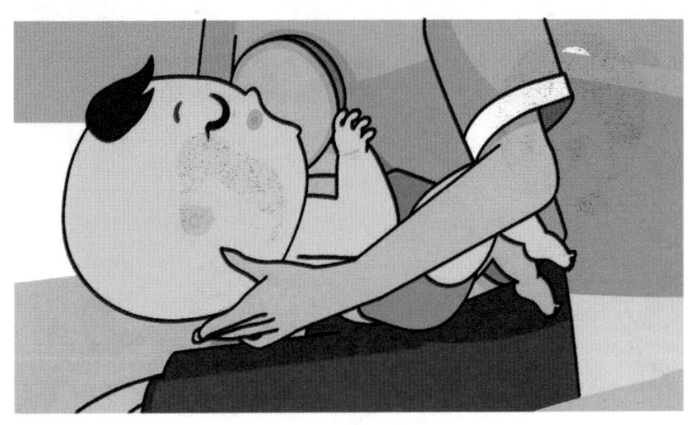

枕头等帮助托住宝宝的身体。妈妈用左臂托抱时哺喂右侧乳房，右臂托抱时哺喂左侧乳房，同时使用乳房同侧的手“C”字形托起乳房帮助宝宝含乳。

4. 橄榄球式喂养

此种哺乳姿势适用于剖宫产、双胎或宝宝存在含接困难的妈妈使用，便于妈妈观察宝宝是否含住乳头和乳晕。妈妈选择坐位或半卧位，手在身侧，用手腕和手掌托住宝宝的头、颈和肩，用前臂支撑宝宝的背部，使宝宝躺在手臂上，也可以利用座椅扶手或枕头来辅助支撑托抱宝宝的手臂。这个姿势的不足是在医院的床上很难做到很好地支撑宝宝的头部，因为医院的床单位较固定，

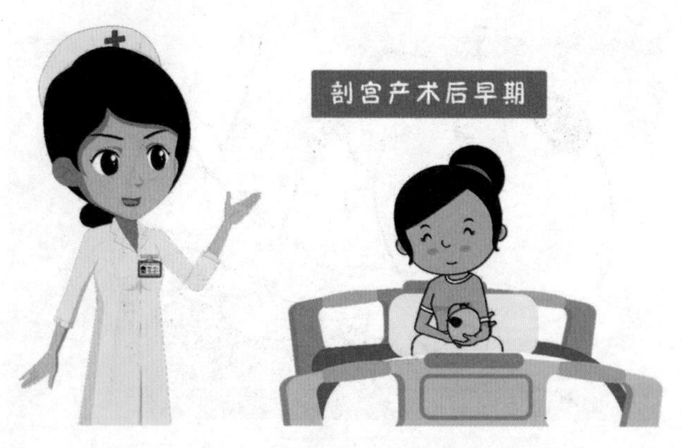

使用此姿势时可能会在宝宝足底部施力让宝宝拱背，并触发踏步反射。另外，如果妈妈使用了嗜睡的药物，此姿势会有让宝宝窒息的风险。

5. 侧卧式喂养

此姿势适合剖宫产术后、正常分娩后第一天或夜间哺乳的妈妈。妈妈放松地侧躺在床上，后背可使用靠垫支撑，头枕在枕头的边缘，同时将身体下方的手臂向上放在枕头旁。宝宝侧身躺着并贴近妈妈，面对着位置较低的乳房。喂奶时，妈妈可用一只手支撑宝宝后背，注意不要用手按住宝宝头部,要让宝宝的头部可自由活动，避免乳房堵住宝宝鼻部，引起呼吸不畅。

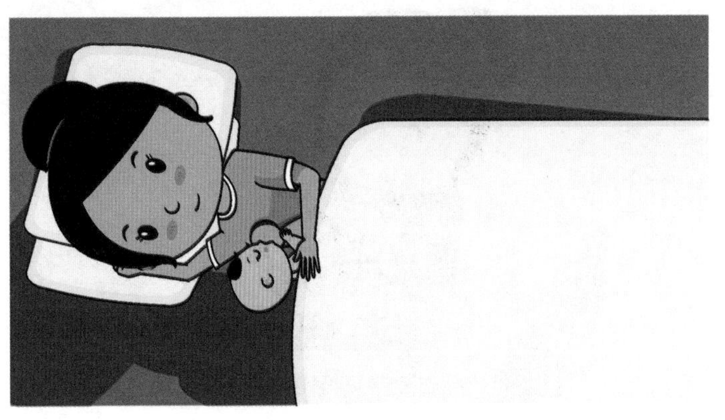

侧卧式喂养的优点是妈妈较轻松，更不容易疲惫，不足之处是枕头过多会导致妈妈移动不便。如果妈妈使用药物而嗜睡，会有让宝宝窒息的风险。妈妈 90° 的侧卧姿势可能会增加宝宝含接乳房的难度。这是因为妈妈的乳房在这种姿势下可能由于重力的作用贴近床面，让宝宝难以含住乳头和乳晕。

6. 半躺式喂养

半躺式喂养适用于各种原因导致含接乳房困难的妈妈和宝宝。妈妈在床上或沙发上向后半躺约 45° ，注意半躺角度不能太大。妈妈的头颈部、肩膀、腰部使用枕头或靠垫给予良好支撑，使宝宝面向妈妈、头部稍侧趴

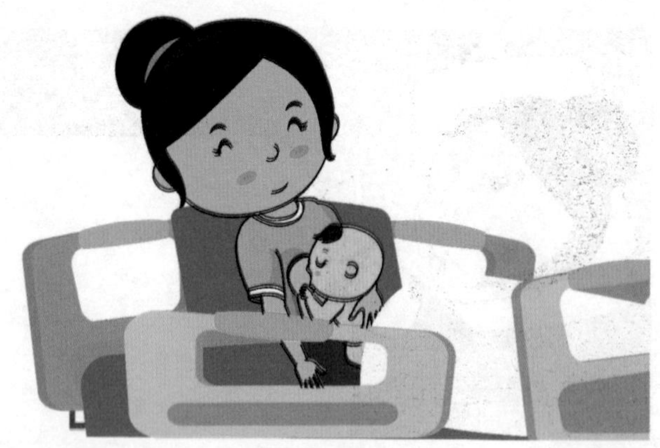

在胸前，让脸颊靠近乳房并保证宝宝足底得到支撑，妈妈双手分别轻抱宝宝的颈肩部及臂部，等待宝宝脸颊触碰到乳头时，完成自主转头、寻乳。

7. 双胎喂养

◎ 双胎喂养情况

双胎妈妈在开始照料双胞胎时会更加辛苦，但两个宝宝互相认识之后，他们就会成为玩伴而形影不离，可以拥有更多快乐，且能更早学会协作。

双胞胎出生时个体体重低于 2500g 的较多，所以一般会把双胞胎作为早产儿来对待。因此妈妈需要提早挤出更多的母乳备用。最理想的是两个宝宝都能得到母乳喂养，妈妈要坚信乳房的泌乳能力，只要宝宝需要并吸吮，只要自己营养跟得上，就能产出足够的母乳。

◎ 正确的喂养姿势

双胞胎很多是早产儿，非常容易疲倦，一两周内很难好好吃奶。因此，对于双胞胎妈妈来说，正确的喂奶姿势尤为重要，常用的有以下三种：

双人橄榄球式：这种姿势可以让妈妈在喂奶过程中控制宝宝头部的移动，不让他们向后仰。若采用这种姿势，一定要用枕头支撑妈妈和宝宝。

交叉摇篮式：妈妈先用摇篮式姿势抱住一个，然后另一边抱住一个，他们会把头分开，双腿交叉。这种姿势同样需要枕头来支撑。

平行姿势：一个宝宝用摇篮式姿势，一个宝宝用橄榄球式姿势，让两个人的身体在同一方向上。采用摇篮式姿势的宝宝放在妈妈的手臂上，而用橄榄球式姿势的宝宝则放在一个枕头上，妈妈用手托住其颈背。

8. 正确吃奶三步曲

◎ 正确的含接姿势

妈妈采用“C”字形手法托起乳房，用乳头碰触宝宝的上唇，让宝宝张大嘴巴，产生觅食反射，当宝宝嘴巴张到足够大时，及时将乳头及大部分乳晕送入宝宝口中含接。此时，注意观察宝宝的含接姿势，嘴巴张大、下

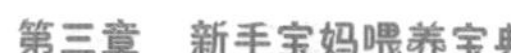

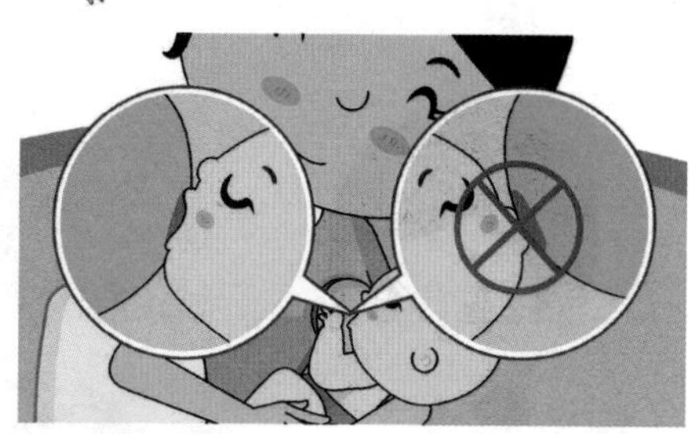

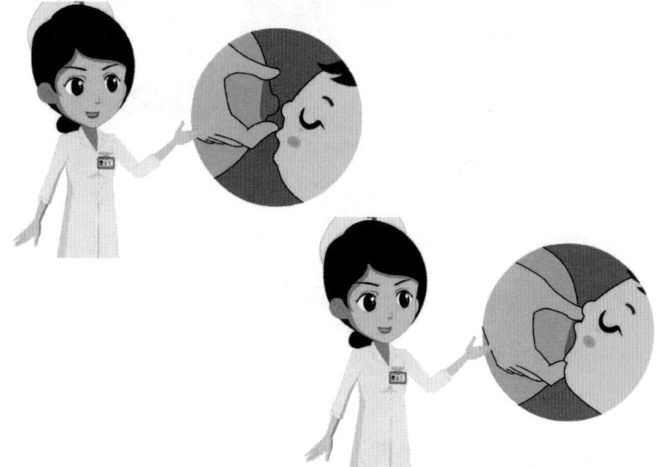

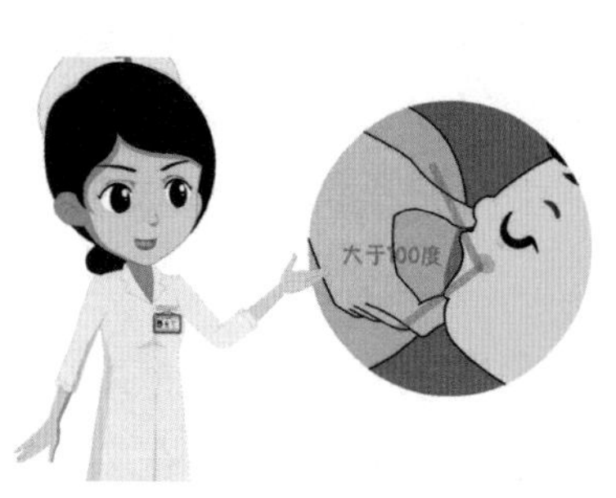

唇外翻、上下唇角度大于100°、下颌紧贴乳房、头略抬起、吸吮时乳头没有疼痛感、乳房上方外露的乳晕比下方多，说明宝宝含接姿势

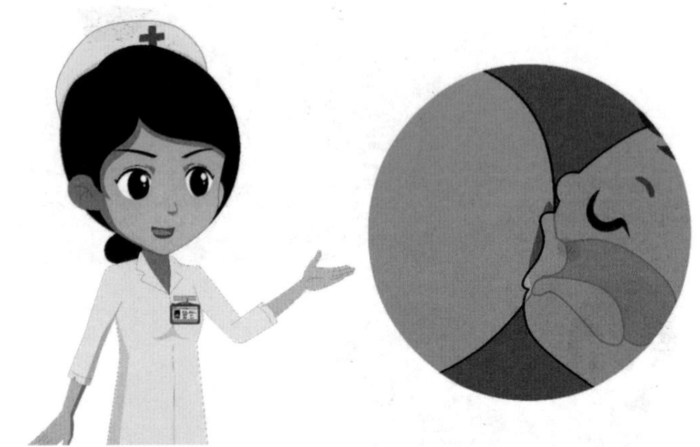

正确。宝宝吸吮良好时面颊鼓起，呈圆形。开始为快速吸吮引发喷乳反射，当乳汁流出并充满婴腔时改为有节奏深而慢地吸吮，时有停顿后再快速吸吮，在吸吮过程中或可听到吞咽的声音。

◎ 含接姿势不良的表现及常见原因

在宝宝吸吮过程中，如果观察到下列情况，妈妈需要适当的技巧，改善宝宝的含接姿势：宝宝只含住乳头、未将乳晕含接在口中、嘴巴未张大、下唇为内翻状；下颌没有贴紧母亲的乳房或者妈妈感觉到疼痛。

造成宝宝含接姿势不良的常见原因如下：

有使用奶瓶喂养或使用安慰奶嘴的经历：在宝宝未

建立与妈妈相适应的母乳喂养吸吮模式前，使用了奶瓶喂养，或使用安慰奶嘴，造成其含接困难。宝宝在乳房与奶嘴的吸吮动作不同，奶瓶喂养时宝宝只含接奶嘴即可（橡皮奶头），所以有过吸吮奶嘴经历的宝宝，在妈妈亲喂时会出现只含接乳头不含接乳晕的情况。也有些宝宝虽然建立了母乳喂养吸吮模式，但同时有使用奶瓶喂养或使用安慰奶嘴的经历，造成吸吮混淆或乳头混淆以致含接困难。

婴儿原因：宝宝很小或很虚弱；宝宝舌系带短。

母亲原因：乳头凹陷及乳晕下的组织伸展性差；发生了乳房肿胀。

◎ 喂奶后拔出乳头

一般来说，宝宝吃饱以后会主动松开乳头，但有的时候即使宝宝吃饱了也会咬住乳头不放，妈妈拉拽时，他反而会咬得更紧，强行拉拽容易导致乳头受伤。可以使用以下三种方法巧妙拔出乳头：①用手指轻轻压一下宝宝的下巴或嘴唇，这样做可以使宝宝松开乳头。②将食指伸进宝宝的嘴角，慢慢地让他把嘴巴松开，然后再把乳头抽出来。③将宝宝的头轻轻地扣向乳房，微微堵住宝宝的鼻子，宝宝会本能地松开嘴。

9. 喂奶难题 1：乳头疼痛／破损

女子本弱，为母则刚。乳头疼痛是每个新手妈妈都会遇到的难题，可能发生在产后不同的时间段。

在产后的最初几天，妈妈们可能会有短暂的乳头疼痛，而这种疼痛程度轻微，不会达到让妈妈害怕喂奶的程度。随着宝宝和妈妈在哺乳过程中配合度越来越默契，疼痛也会随之减轻乃至消失。持续性严重的乳头疼痛则是一种信号，表明在哺乳过程中出了问题，必须找到引发疼痛的原因，对症处理，以便更好地进行母乳喂养。

◎ 引起乳头疼痛的原因

哺乳姿势不正确：错误的哺乳姿势无外乎宝宝头、颈、肩未呈一直线；衔接过浅，宝宝远离妈妈。所以当宝宝含接不好的时候，宝宝吸奶时就会不停地将乳头吐进吐出，摩擦乳房的皮肤，外见乳头可能看起来被压扁，更甚者会有一条白色线横跨乳头顶部。长此以往，就会

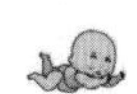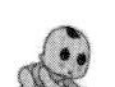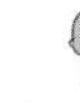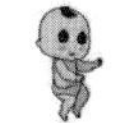

越来越痛，甚至发生乳头皲裂。

乳头局部过度清洁：有的妈妈会用毛巾反复擦拭乳头让乳头皮肤变厚避免疼痛；而有的妈妈则特别喜欢干净，每次喂奶前都会用肥皂或清洁用品反复清洗乳房，觉得这样会降低宝宝感染的机会，其实这样不仅伤害皮肤，还把原本属于妈妈的特殊味道清洗掉了。如果使用了不干净的毛巾，更会引发真菌感染等问题。经过这些措施“洗礼”的妈妈，通常会出现乳头及乳晕皮肤发红发亮、刺痛或乳房深部疼痛，有皮屑及瘙痒感。这些适得其反的行为，反而会增加乳头疼痛的机会。

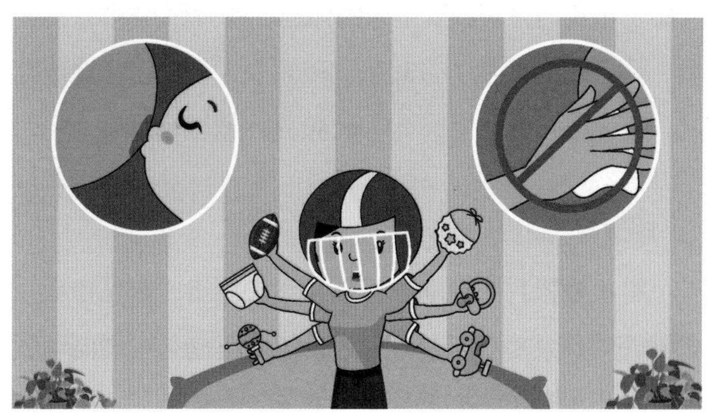

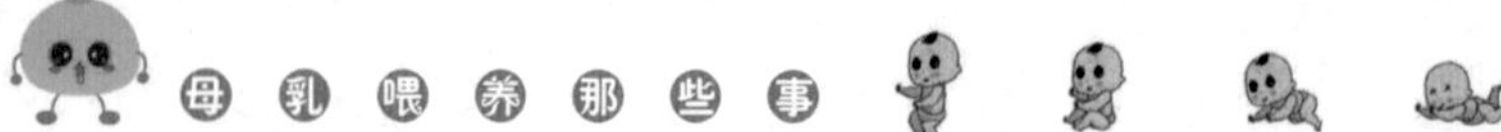

未能尽早进行母乳喂养和坚持亲喂：乳房肿胀会导致宝宝含接困难，只盯着乳头吸吮。这种情形下，宝宝吸吮时强大的负压和乳头皮肤被反复摩擦，就会伤害乳头的皮肤引起疼痛。

哺乳时强行将婴儿抱离乳房：很多时候，当宝宝吸奶的时间超过15—30分钟甚至更长时，许多长辈会以双方都需要休息为理由，强行将母子分开。此时宝宝则会更用力地吸吮住妈妈的乳房，甚至会咬住乳头不放，使乳头疼痛感加重。

唇系带或舌系带过短：如果经过充分的姿势调整，哺乳仍旧疼痛，乳头仍旧受伤，还可以观察孩子的口腔内部，看宝宝的唇系带或者舌系带是否较短，因为这也会影响舌头的伸长以及上唇的外翻。但妈妈们需要注意，唇、舌系带的外观“看起来比较短”未必一定会造成哺乳困难，每对母婴情况不同，需要个体化的评估。

◎ 缓解疼痛的方法

纠正姿势：检查哺乳姿势和含接姿势，纠正错误，正确的喂养姿势和含接姿势才能缓解疼痛。正确的哺乳姿势：①用右手手肘部将宝宝的身体收拢，让宝宝的头

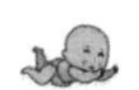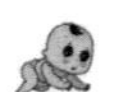

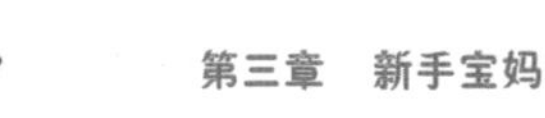

稍稍向后倒。②用左手拇指握住乳房，靠近乳头，使其略微上翘，手指在乳房下方，放于胸部旁边。③用乳房刺激宝宝的整个下唇，鼻尖对乳头。当宝宝张大嘴时，把他拉近，并用手向乳房推。④宝宝的下唇和舌头会包住大部分乳房，下巴埋在乳房里，鼻子远离乳房。当宝宝在乳房上张大嘴巴，乳头指向口腔顶部时，让乳头深入宝宝的口腔，达到一个舒服的区域。只有乳头深入宝宝的口腔，他才能更有效地进行吸吮，并引发喷乳反射。⑤如果乳头有裂纹或磨损，在喂食结束后可以在乳头上挤出一点母乳，自然风干。

避免过度清洁：切忌用肥皂或酒精之类擦洗乳头，以免引起局部皮肤干燥、皲裂。哺乳后挤出一些乳汁，涂抹在乳头和乳晕上，待其自然干燥。

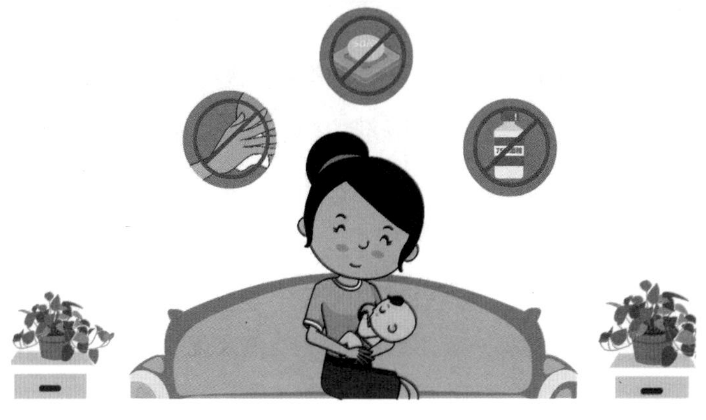

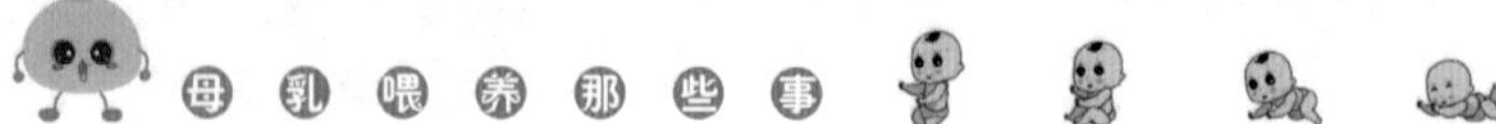

乳头保护罩：若乳房肿胀，可在哺乳前吸出一些乳汁，缓解乳房肿胀，或者先用不疼的一侧乳房哺乳，减轻宝宝吸吮力度。使用超薄的亲密接触型乳头护罩也可以有效减轻吸吮乳头的负压。

哺乳时切勿强行拔出乳头：如果一定要将宝宝抱离，可以轻压宝宝下颌，让妈妈先将乳头退出，再将宝宝抱离。也可以将小指从宝宝嘴角轻轻放入，宝宝会自然松开乳房。

穿着舒适：增加乳头周围的空气流通，促进乳头皲裂愈合。尽量穿戴宽松的内衣和棉质文胸，必要时使用乳头护罩，避免衣服摩擦。

乳头皲裂严重时可暂停哺乳（1—2天）：用吸乳器采用柔和的吸力将乳汁吸出喂宝宝，能够避免伤口恶化，促进皲裂愈合。

随访医生：如果在反复调整哺乳姿势的基础上仍然感觉乳头疼痛，应考虑解剖结构的影响，找到支持处理唇、舌系带的医生进行医疗处理后，仍然可以坚持母乳喂养。

总之，妈妈们喂奶时要注意让宝宝深含接，千万不要过度清洁乳头，更不要使用肥皂或酒精。一旦发生乳

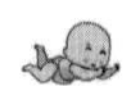 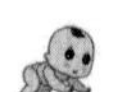  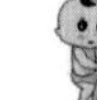 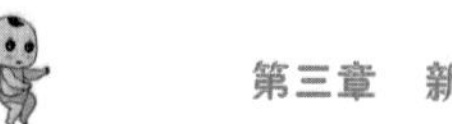

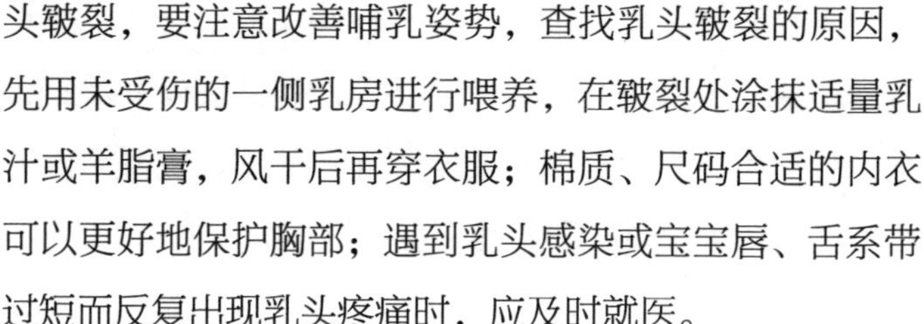

头皲裂，要注意改善哺乳姿势，查找乳头皲裂的原因，先用未受伤的一侧乳房进行喂养，在皲裂处涂抹适量乳汁或羊脂膏，风干后再穿衣服；棉质、尺码合适的内衣可以更好地保护胸部；遇到乳头感染或宝宝唇、舌系带过短而反复出现乳头疼痛时，应及时就医。

10. 喂奶难题 2：乳房肿胀

从宝宝出生，胎盘娩出的那一刻起，雌激素和孕激素水平开始下降，泌乳素水平的迅速上升使妈妈的乳房全面投入生产乳汁的模式。乳汁开始分泌，一般在产后 3 天左右，泌乳二期启动时妈妈会面临乳房肿胀。

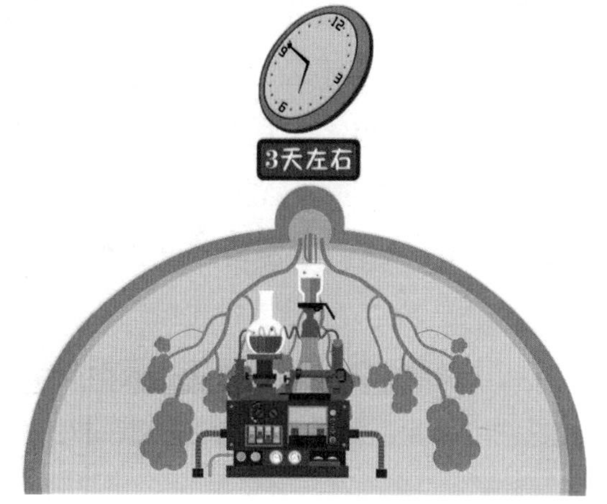

此时的乳房触之坚硬，皮温有些发烫，皮肤可能看起来紧绷或有光泽，妈妈可能还会伴有低烧或淋巴肿胀等症状。新妈妈产后出现乳房胀痛、涨奶，是很常见的现象，主要是因为前期吸吮不足。

◎ 处理乳房肿胀的方法

当宝宝愿意吸吮时，首选亲喂。让宝宝正确衔接，频繁、有效、不设限的吸吮是排出乳汁最直接、快速的方式。

宝宝吸吮前，应先软化乳晕，便于更好衔接。可自行通过手指反向按压乳晕，力度持续稳定避免疼痛。

当乳房肿胀时，可采取按摩乳房和挤出乳汁的方法：

正确按摩：按摩乳房前先用湿热毛巾敷乳房（温度控制在60℃左右，以免烫伤皮肤），一手指端并拢在乳房下缘托住乳房，另一手从乳房根部向乳头方向呈放射状按摩，双手交替反复进行，同时轻轻拍打、抖动，直至肿胀的乳房变软无硬结，乳腺管通畅为止。

挤出乳汁：按摩后一部分乳汁可流出，也有大部分仍淤积在乳房里及乳头处。这时可将大拇指放在离乳头根部2cm处的乳晕上，其他四指放在拇指的对侧，有节奏地向胸壁挤压放松，如此反复，直至乳汁全部排出（此步骤也可以采用吸奶器完成）。

外敷法：如用以上手法处理后效果仍欠佳，可尝试以下几种经临床验证行之有效的方法：①发酵面团外敷法。用发酵面团 200g 分敷于双侧乳房表面，露出乳头和乳晕，外面盖上薄的塑料纸，3—4 小时后用温水洗去发酵面团。如乳胀未缓解，可重复外敷。发酵面团中含有麦芽，可帮助乳房局部肌肉松弛。②芒硝粉外敷法。芒硝 250g，压成粉末，分装于双层纱布袋子中，敷于肿胀的乳房表面包扎。芒硝有收敛作用，可减轻局部肿胀疼痛。③卷心菜冷敷法。将卷心菜叶撕下来，贴于乳房露出乳头乳晕，可缓解疼痛，但对缓解肿胀无效。④冷敷法。可通过乳房冷敷贴贴于乳房上，如果没有乳房冷

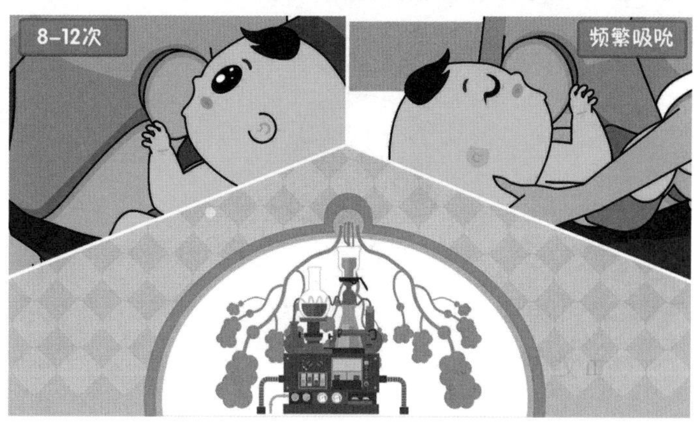

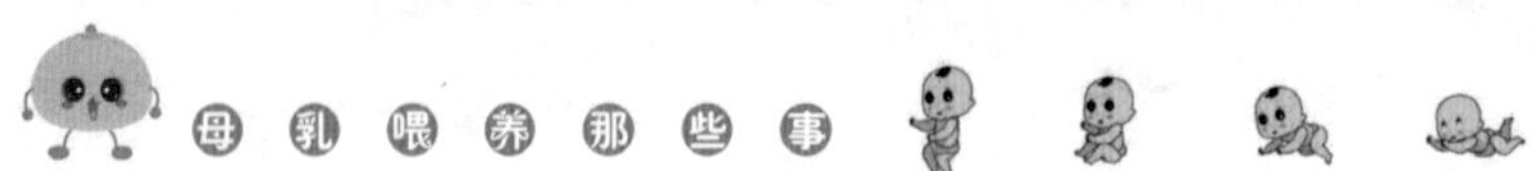

敷贴，可以使用本身就能带走热量的退热贴（只有薄荷成分的退热贴没有用）；在奶结部位不大时还可以用冰敷眼罩。

◎ 如何预防奶涨发生

产后尽早、频繁、有效的吸吮能够帮助乳房预防肿胀。宝宝吸得越早越多，乳腺管就会越通畅，肿胀情况就不易发生。

每天哺乳 8—12 次，每次至少半小时。

每次哺乳时先吸空一侧乳房后再换另一侧乳房，轮流交替进行。必要时可以进行乳房按摩或用手挤乳的方法进一步排空乳房；哺乳期间保持心情放松，每天有一个好心情对妈妈来说是很重要的。

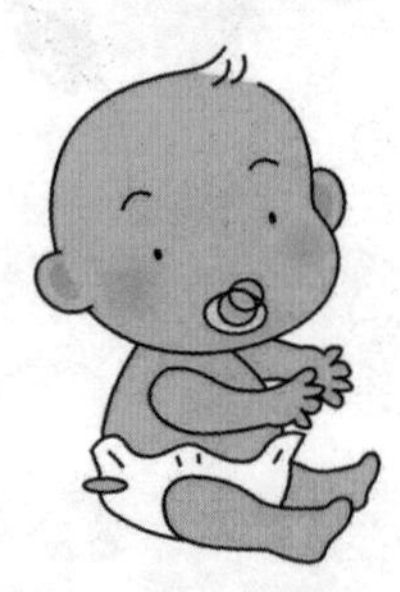

第二节 必备技能之手挤乳

1. 手挤乳的技巧

手挤乳是简单、方便而有效的排出乳汁的方法。产后6小时内，催产素水平较高，这时采用手挤乳的方法，初乳更易挤出。较之吸乳器，手挤乳对比较黏稠的初乳和后奶（富含脂肪）的排出更有效。手挤乳与吸乳器同时使用，可以有效增加产乳量。

但是，很多妈妈会有疑问：为什么自己只能挤出几滴奶水，甚至挤不出奶水，而护士却能够把奶水挤出喷射状？

其实手挤乳是非常有技巧性的操作。掌握高效的手挤乳技巧不仅能够在短时间内挤出更多的乳汁，而且能随时缓解乳房胀痛，一旦发生堵奶，可以自行排奶疏通。总之，掌握高效手挤乳的技巧对妈妈来说非常重要且实用。

◎ 手挤乳的步骤

【第一步】**合适的环境：**找到一个安静舒适的地方坐下来，确保室温不会太冷，因为寒冷会导致肌肉紧张，无法使乳汁顺畅排出。同时妈妈的心情也非常重要，愉悦的心情能够为高效地手挤乳加分，妈妈的心情糟糕则会抑制乳汁的生成。

【第二步】**唤醒乳房：**在进行手挤乳之前，首先采用标准六步洗手法洗净双手，准备好消过毒的接乳汁器皿。然后拉上窗帘以保护隐私，披上衣服保暖。接着，妈妈露出两侧乳房，让自己放松，做 3 次深呼吸，以更好地进入状态。随后，为乳房做一些准备工作，告诉乳房即将开始手挤乳了，让乳房做好充分的准备，我们称

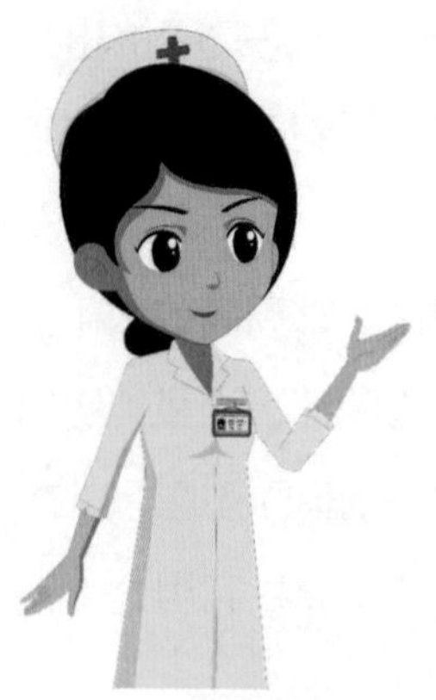

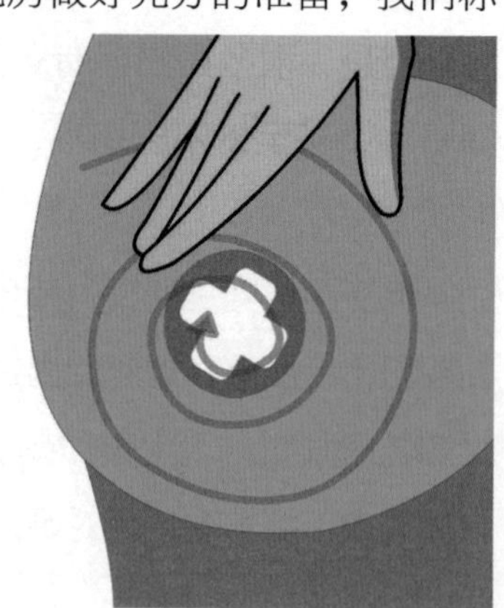

之为唤醒乳房。在手挤乳开始前先给乳房轻轻按摩，用2—3根手指从外向乳头方向打圈圈，也可用手托住整个乳房，轻轻按压乳房或晃动，或者用温敷的方式促进乳房血液循环，还可以放一些轻音乐，或看一看宝宝的照片、视频，闻一闻带有宝宝味道的衣服。这些能够让妈妈身心放松，让妈妈想到宝宝从而产生催产素，提高手挤乳的效率。

【第三步】刺激奶阵：刺激奶阵能够使手挤乳变得高效，那么怎样才能刺激出奶阵呢？首先用食指的指腹像“按电铃”一样轻而快地点按乳头，然后用拇指和食指从乳头根部捏住乳头，轻轻地提拉乳头，然后捏着乳头向不同方向扭动，像扭麻花一样，每扭动一个方向停一小会儿，再换另一个方向。当乳房感觉到酥酥麻麻或者有紧绷感时，说明奶阵已经引发了。

【第四步】确定位置：通常选择离乳晕2—3cm处，因为从乳头开始往胸壁方向按压，在这个部位能感觉到乳腺管，通常乳房胀的时候也能在这个部位感觉到硬块的存在。继续往后腺体更加丰富，所以手挤乳时通过“压—挤—放”的方法可挤压到更多的腺体，提高手挤乳的效率。

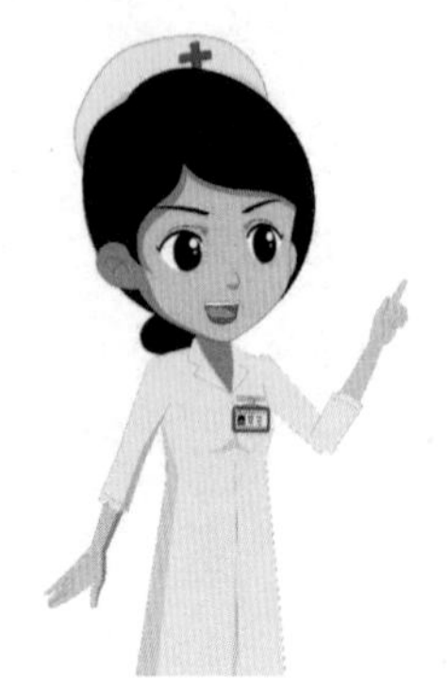

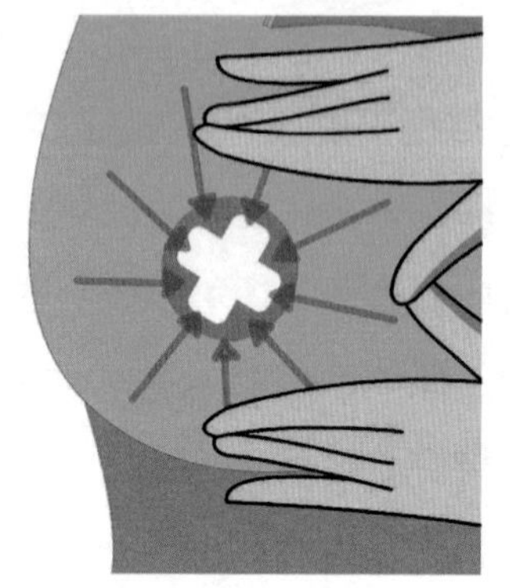

压——拇指和其他手指相对，呈“C”字形，以拿杯子的手形握住乳房，靠近但不要触碰乳晕，手指朝胸壁压下，注意不要向两侧滑动。

挤——下压后用拇指和其他手指相对挤压乳房，并轻轻向乳晕滑动。注意是挤压皮下组织，而非推动皮肤表面。

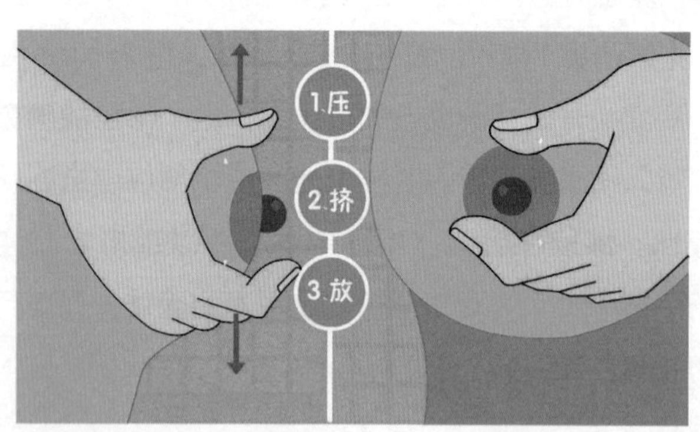

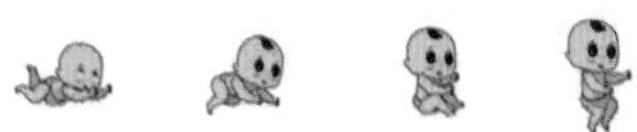

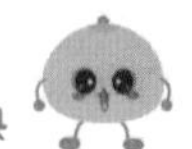

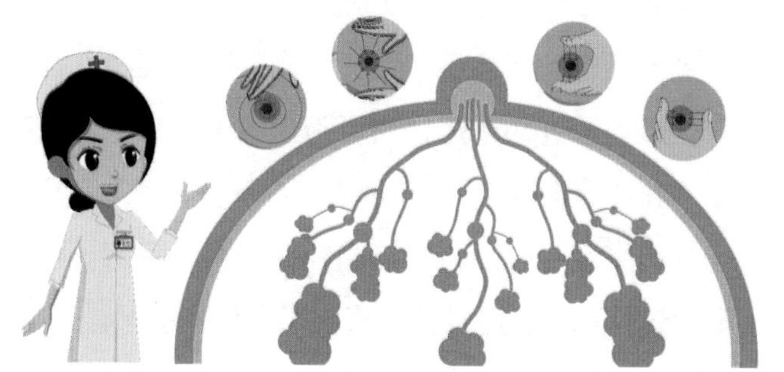

放——手放松但不要离开乳房。反复有节律地重复动作，围绕乳晕挤压乳房各部位，拇指和食指变换位置挤乳直至乳房变软，乳汁就能轻松挤出了。

【第五步】重复步骤：当一个方位的腺体乳汁排空后，可以换一个方位进行手挤乳，以排空乳房的所有部位。一侧乳房挤乳时间约 15—20 分钟，到乳房变松时即可，两侧乳房交替挤乳可以增加挤乳量，家人可协助挤乳或收集乳汁。

对于挤出的乳汁，可以用准备好的清洁大口奶瓶保存，也可以用清洁的矿泉水瓶保存。一般可以在室温下（25℃）保存 4 小时。

◎ 手挤乳的时机

一是新妈妈的乳房太胀，影响到宝宝的吸吮时，为

了帮助宝宝更好地吸吮，可以先挤掉一些乳汁。

二是新妈妈大都会遭遇乳头疼痛，这时要将乳汁先挤出来，以缓解乳头疼痛，也可防止由于宝宝未及时吸吮导致的乳汁分泌减少。

三是初生宝宝，因新妈妈的乳头内陷，宝宝还没有学会吸吮这种乳头，可将乳汁挤出来喂给宝宝。

四是当初生宝宝体重过轻或宝宝生病吸吮力降低时，可将乳汁挤出来喂给宝宝。

五是新妈妈因外出或上班等不得不与宝宝暂且分开时，也需要将奶挤出。

2. 手挤乳常见误区

如何进行手挤乳是每个哺乳期妈妈都要掌握的知识。在刚生产完分泌初乳的那几天，如果有任何状况让宝宝无法顺利吸吮妈妈的乳汁，用手挤乳收集奶水是最好的方法。此外，在无法取得吸奶器或有其他不适合使用吸奶器的情况下（如乳头受伤），手挤乳也是最方便有效的方式。

首先要澄清的是，虽然说是手“挤”乳，但其实并

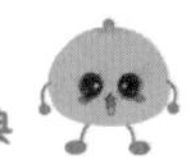

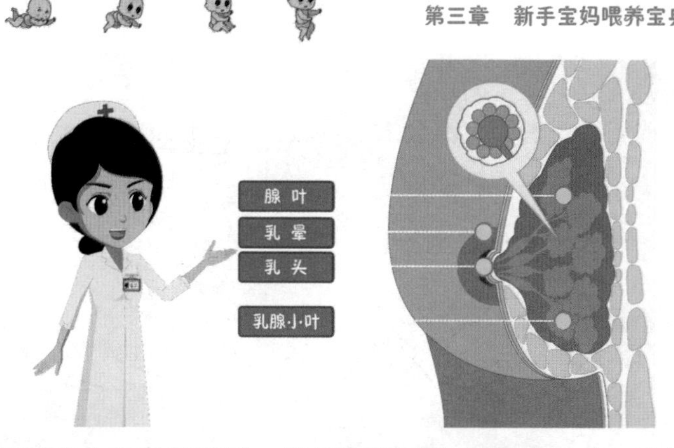

不是我们想象的那样，像挤牙膏那样把奶挤出来。英文的手挤乳“Hand Express”，也就是“用手把乳汁移除”的意思。手挤乳，是模仿宝宝吸吮时的口腔运动来刺激乳房产生喷乳反射，进而排出乳汁的过程。正确的手挤乳不仅完全无痛感，而且会很舒适，可以有效地排出乳汁。

不管是亲喂、用吸奶器吸奶还是用手挤，都是靠“喷乳反射”才能排出乳汁。如果用手暴力挤奶推奶，不但不容易排出乳汁，更会造成妈妈的疼痛，减弱喷乳反射，结果变成更挤不出奶来。

手挤乳看似简单的动作，其中蕴藏玄机。

【误区一】位置错误：首先，手挤乳的位置在乳晕周围，而不是乳头。因为从乳房的结构看，乳房的正中

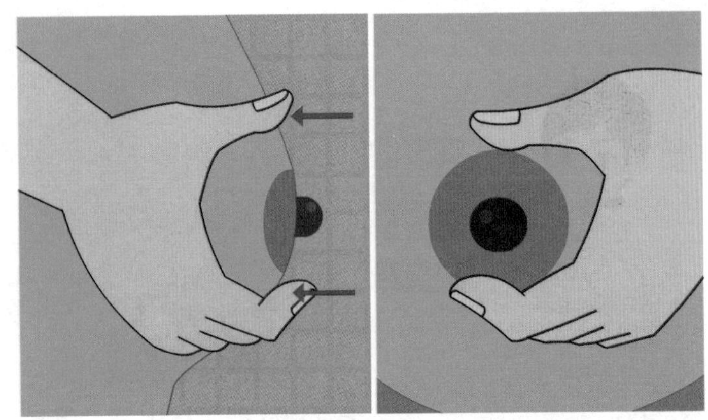

是乳头，周围是环状的乳晕，整个乳房以乳头为中心，有15—20个呈放射状排列的腺叶，每个腺叶分成若干个乳腺小叶，每个乳腺小叶由10—100个腺泡组成，多个小叶间的乳管又汇聚成一个整个腺叶的输乳导管，导管汇集于乳晕下方，开口于乳头。所以手挤乳的位置应该在乳晕周围，而不是乳头上。

【误区二】动作错误：首先，在手挤乳的过程中，拇指和食指是垂直向胸壁的方向挤压，没有向上提拉的动作；其次，拇指和食指要放在一开始定位的地方，下压后在乳房上的位置是不动的，注意一定是先往胸壁的方向压，不要撑开乳晕，否则会不舒服。然后拇指和食指再合起来按压乳晕后面的乳腺组织，这个过程中两手

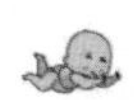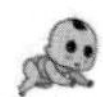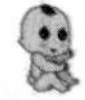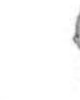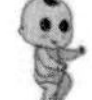

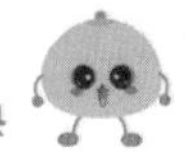

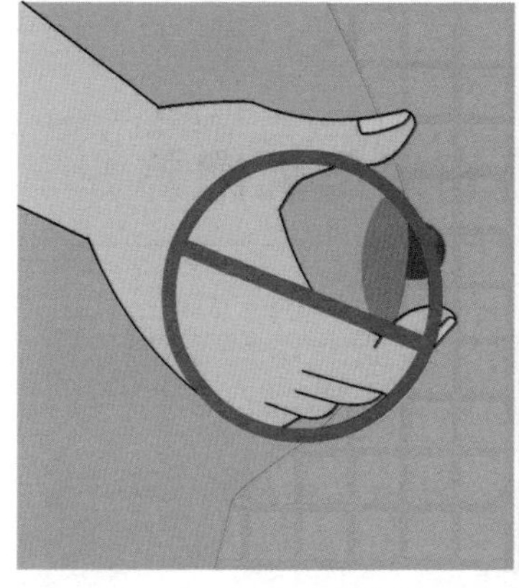
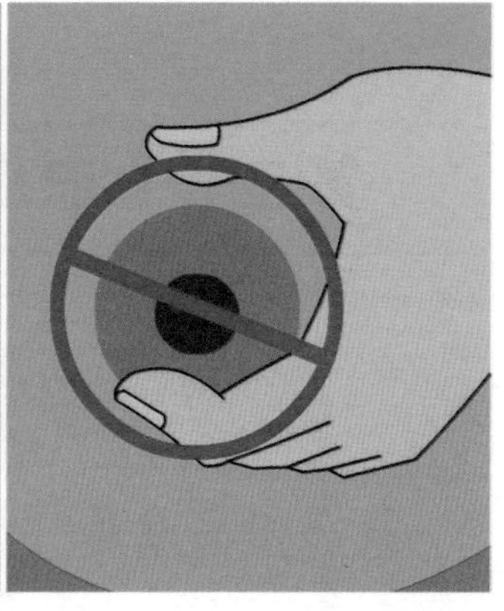

指是定点的，不可在皮肤上滑动。

【误区三】观念错误：一开始不一定会有乳汁出来，这时并不意味着手指要更用力。手挤乳要靠喷乳反射，此时没有乳汁，表示喷乳反射还没出现，并不是没奶或是乳腺管不通，不用过于担心。可以重复动作刺激乳房，当用同样的力道挤压而乳汁渐渐增多时，表示喷乳反射出现了，这时便是排出大量乳汁的好时机。

【误区四】暴力催乳：切忌用手暴力催乳，暴力只会让情况更糟糕，甚至可能造成乳腺组织损伤，给哺乳妈妈的身心造成巨大伤害。正确的处理方法完全无痛，哺乳妈妈请对“暴力催乳”说不！

第三节　职场妈妈母乳喂养

1. 背奶物品准备

为了保证娃的口粮，大多数职场妈妈休完产假后便开启了漫长的背奶生涯。宝妈们，以下“神器”装备起来！

◎ 背奶准备

保温包（包含波浪蓝冰）：背奶首先需要准备一个便携、小巧且保温的背奶包，保证下班路上母乳的冷链，否则母乳会变质。保温包中的冰块可以使用普通冰袋，如果是波浪蓝冰就更好了，蓝冰具有更好的冷链性能，且波浪的设计有助于储奶瓶的嵌入，还可以在通勤中防止挤压和碰撞，保护储奶瓶和储奶袋，以免母乳洒出。也可以用双层的保温包，上层放置吸奶器，下层放置冰块和母乳。

免洗手消毒凝胶：使用吸奶器之前，我们首先需要做的是清洁双手，不管什么时候，这是最基本的。用抑菌消毒的洗手液当然是可以的，免洗手消毒凝胶主要是方便携带和使用。

吸奶器及配件：吸奶器当然是背奶妈妈必备的最主要的武器，宝妈们可以根据自己的喜好购买不同品牌的吸奶器。吸奶器有单边的和双边的，如果上班比较忙，需要节约时间的妈妈可以购买双边的吸奶器，对双侧乳房同时进行泵乳，可达到事半功倍的效果。

储奶袋或储奶瓶：储奶的工具包括储奶袋和储奶瓶，两者都是密封无菌的。储奶瓶瓶身上的刻度线相对储奶袋更加精准，且储奶瓶可以连接奶嘴直接给宝宝喂养，不需要再将母乳倒入奶瓶中，所以相对储奶袋，储奶瓶更加方便，但是成本也相对较高，根据实际情况和需求选择即可。此外，应避免选择含有 BPA（化学物质双酚 A）的储奶袋容器，研究发现它会在高温加热时渗入乳汁，对婴儿的健康造成不良影响。

免手扶文胸：减轻背奶负担的神器。上班和带孩子已经太难了，需要尽量减轻负担。免手扶文胸是一种专

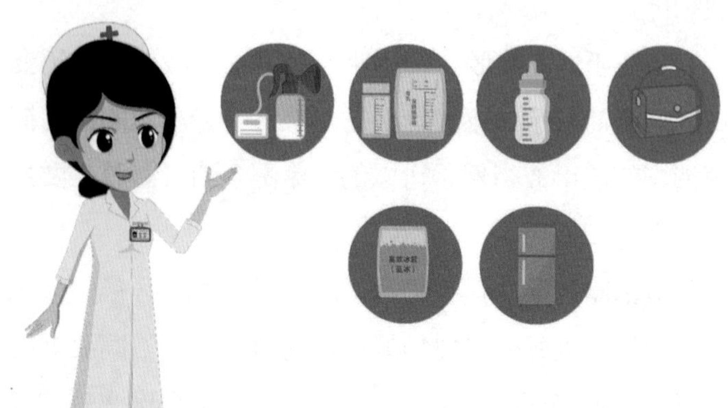

门为泵乳妈妈设计的文胸，可以让妈妈把泵乳器嵌入文胸中，彻底解放双手，不需要妈妈在泵乳时用手扶着泵乳器。

防溢乳垫：在选购防溢乳垫时，最重要的要求就是清洁、透气性、吸水性和轻薄。较厚的防溢乳垫在吸水性上虽然更胜一筹，对于乳汁分泌较多的妈妈可避免乳汁渗漏沾湿衣服的尴尬，但是在透气性和舒适度方面就没有轻薄的防溢乳垫好了。

专用纸巾：泵乳结束后，需要用纸巾把乳房擦干，所以建议备一包专用纸巾。这包纸巾相对清洁，不要用平时放在办公桌上的纸巾，更不建议使用他人用的或公用纸巾。

乳头保护霜：乳头保护霜并非必备，因为乳汁本身对皮肤具有修复作用，泵乳结束后可将少量乳汁涂抹在乳头上以保护乳头。当然有些宝妈觉得在泵乳结束后可能会使用到乳头保护霜，也可以放一支在包里以备不时之需。

2. 吸奶器的选择和使用方法

哺乳期，吸奶器简直是宝妈们的“亲密战友”。首先，有的妈妈不能确定宝宝到底能吃多少，更怕饿着宝宝，而用吸奶器就可以清楚地知道宝宝每次的奶量，以防宝宝饿到或者吃得过饱。其次，如果宝宝没在自己身边，用吸奶器把多余的奶水吸出来可以有效预防乳腺炎。此

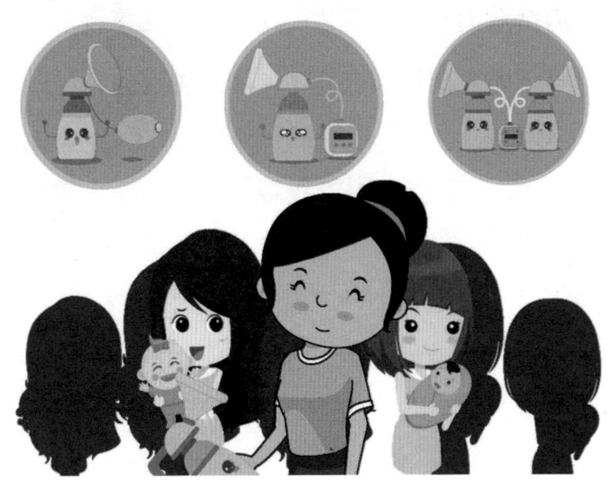

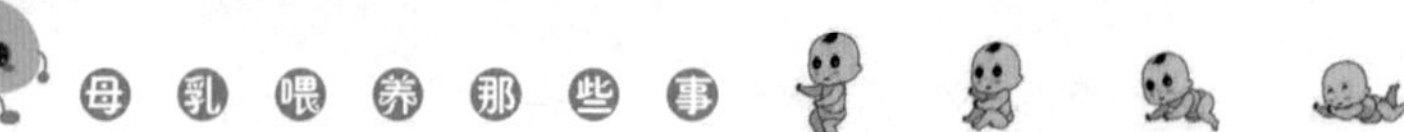

外，产假结束后，职场妈妈们也可以使用吸奶器提前把奶吸出来放入冰箱，储备好宝宝的口粮。

吸奶器选择的基本原则：要安全、省时、高效，不会引起疼痛，适合妈妈的乳头尺寸。宝妈们可以根据自己的需求进行挑选，主要考虑档位选择、手动或电动选择、单边或双边、静音度、吸乳护罩等几个方面。

档位选择：每个人敏感度不一样，不是吸力越大越好,档位多的吸奶器更容易让妈妈找到自己合适的档位，也不易因吸力过大导致过分刺激乳房。

手动或电动选择：手动吸奶器便携，适用于偶尔有吸奶需求的宝妈；而经常吸奶的妈妈选择电动吸奶器更为省力。

单边或双边：虽然单边的比双边的便宜很多，但是出奶效率低，使用单边吸奶器的时候可能会导致另外一边的母乳溢出，双边同时开工省时又省力。毕竟奶阵是同时来的，一边吃奶，一边溢出，两边同时吸的出奶量会比单边吸出的多18%。

静音度：一般建议 40—50 分贝，这样即便是半夜宝宝睡着的时候，也不会影响到宝宝。

此外，选择吸奶器时要注意根据乳头大小选择口径适宜的喇叭口减少对乳头的损伤。若产后母婴分离，则应选择一款能模拟宝宝吸吮模式的医院级吸奶器。

◎ 吸奶器使用场合

一是奶量较多，宝宝吃不完，又比较涨奶的时候。妈妈们在生理性涨奶期可以靠吸奶器把多余的乳汁吸出然后冷藏起来，这样就不会浪费“粮食”啦！

二是妈妈乳头出现问题，宝宝含乳不良，不能有效吸出乳汁。这时候妈妈可以先尝试用吸奶器吸出乳汁瓶喂宝宝，给宝宝一个学习的过程，等宝宝学会含接乳头后慢慢过渡到亲喂。

三是妈妈奶量不足时，可以用吸奶器追奶。追奶首选是宝宝自己吸，但在宝宝吸吮不良或者母婴分离的时候，可以用手挤奶或者吸奶器追奶。

四是妈妈外出办事，吸出来让家人喂宝宝。比如妈妈外出、上班或者出差时，可以提前吸奶并妥善保存，让家人瓶喂给宝宝。

3. 母乳储存工具的选择

◎ 存储工具的选择

用母乳收集袋或收集瓶收集乳汁，应选择正规厂家的产品，保证密封性良好。母乳收集袋相对轻巧、易折叠、占用空间小，但是较易吸附母乳中的脂溶性成分，且发生倒洒和破袋的概率较高。

母乳收集瓶是标准口，与大多数吸奶器的奶嘴吻合，操作方便，能有效减少污染环节，密封性更好（长期冻奶推荐使用），但占用空间相对较大，携带不方便。

产后最初几天的初乳量很少，如果需要储存，推荐使用初乳收集瓶，能最大限度避免浪费。

◎ 储存母乳注意事项

装母乳的容器要留点空隙，不要装得太满，以防容器冷冻而胀破。最好将母乳分成小份（每份 60—120ml），方便根据宝宝的食量喂食，不易造成浪费，并贴上标签、记上日期。

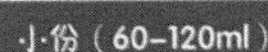

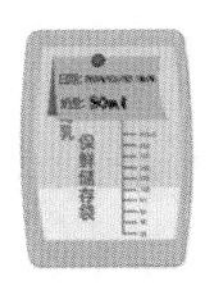 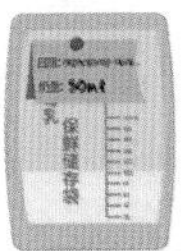 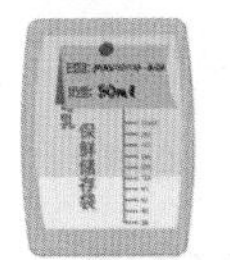 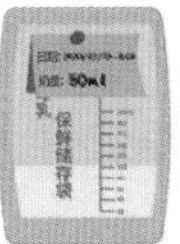 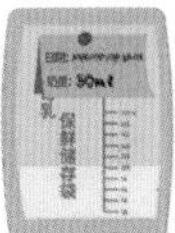

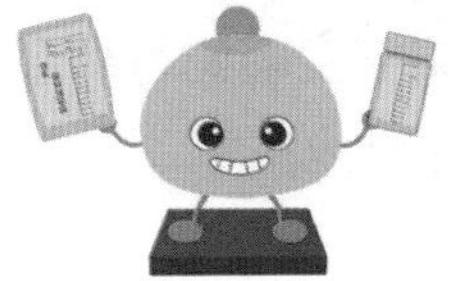

挤出来的乳汁，如未曾食用，常温下可保存4小时，给宝宝食用时要确定乳汁的颜色、气味、质量均属正常。

上班族妈妈要注意将吸出的母乳放在0℃—4℃环境下冷藏，不要放冰箱门位置，因为这个位置容易受外界环境影响，温度不能保持恒定，进而影响母乳质量。冷藏保存有效期24小时，下班带回家就可以给宝宝食用了。但食用前还是要确认乳汁的性状是否正常（颜色、气味、液态状）。

如果你是超级奶妈，母乳太多，宝宝吃不完怎么办？不用浪费，可以把多余的乳汁挤出来，存放在-18℃以下的冰箱内冷冻，在密封完好并独立存放（不和其他食物混放）的情况下可保存3个月左右，以备不时之需。

冰冻奶食用前应放冷藏室解冻，当乳汁呈液态状后，检查乳汁性状，24小时内给宝宝食用。

解冻过的母乳不可再次冰冻。

相近时间的乳汁可以保存在一起，但为了避免冻奶融化或冷藏奶回温，新鲜的乳汁需要先冷却再加入之前储存的乳汁中。如果宝宝喝奶有剩余，由于唾液混入乳汁，不建议再次冷冻保存。

4. 母乳储存方法

◎ 母乳的保存时间

母乳在室温（19℃—26℃）下，最长可保存4小时。

冷链冰包，最长可保存24小时。

冷藏0℃—4℃，最长可保存4天。

冷冻-18℃，最长可保存3个月。

冰冻奶食用前应先放冷藏室解冻，当乳汁呈液态状后，检查乳汁性状，24小时内给宝宝食用。切忌放室温下，也不要用微波炉加热、用火煮沸或用很烫的水解冻或加热。储存过的母乳会分解，形成乳水、乳脂分离的层次，

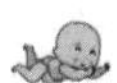
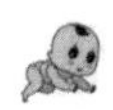
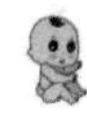
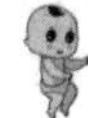
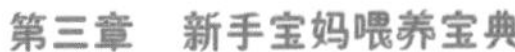
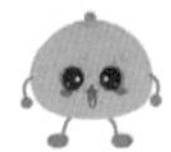

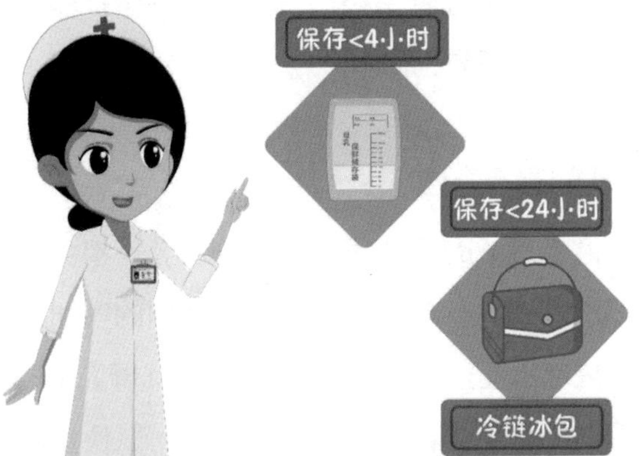
保存<4小时
保存<24小时
冷链冰包

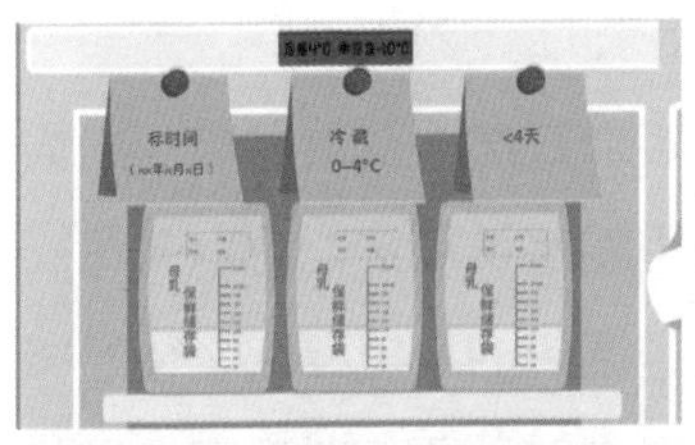
标时间
冷藏
0–4°C
<4天

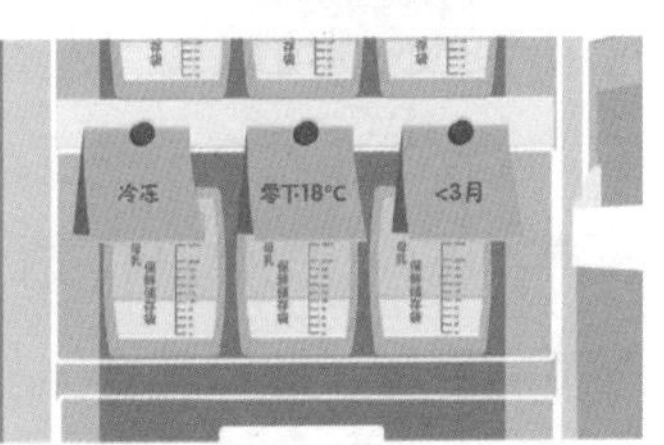
冷冻
零下18°C
<3月

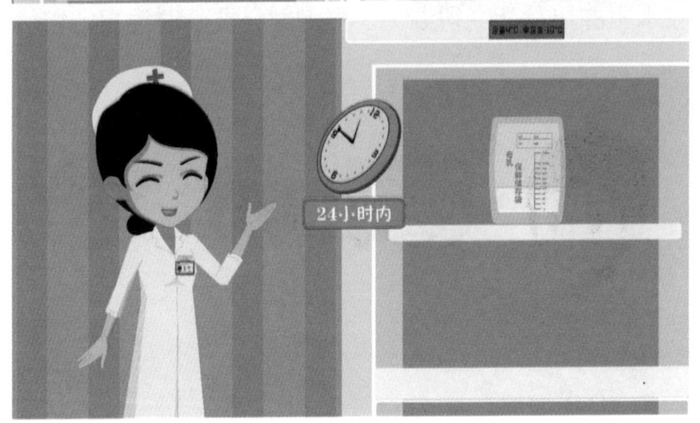
24小时内

看上去有点发黄或者呈棕色，这都是正常现象。给宝宝喂食前，要先摇匀，使水乳合为一体。

◎ 母乳的解冻方法

不论是冷藏的母乳还是冷冻的母乳，都会遇到存放和加热的问题。存放母乳应该使用专用的容器，比如母乳保存袋或母乳存储杯等。每一袋（瓶）母乳都要标上吸出来的时间，至少精确到上午或下午，以便重新加热给宝宝吃的时候可以做到先吸出来的先吃掉。

母乳的加热至关重要，如果方法不对就会破坏里面的营养成分。加热母乳可以用隔水烫热法，可以像冬天烫黄酒那样，把母乳容器放进温热的水里浸泡，使奶吸收水里的热量而变得温热。浸泡时，要不时地晃动容器

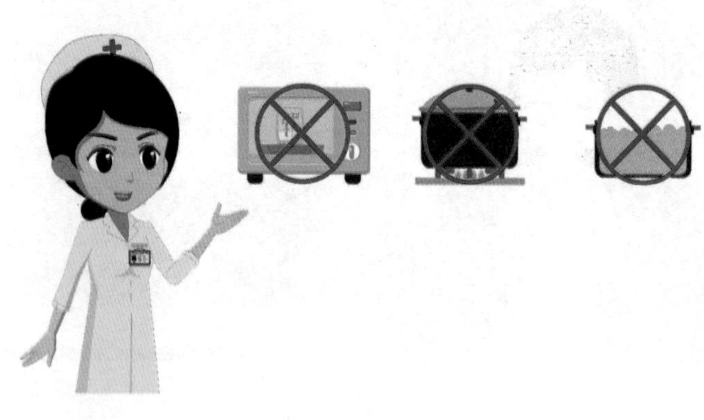

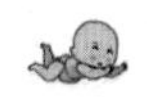
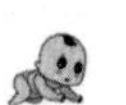
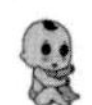
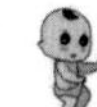
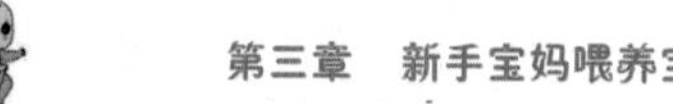

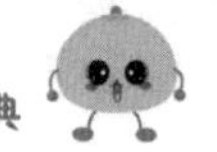

使母乳受热均匀。如果是冷冻母乳的话，要提前12小时放入冷藏室或冰水中解冻，然后再像冷藏母乳一样烫热。

◎ 复温注意事项

复温时使用的温水在40℃左右，过高的水温会破坏母乳中的免疫物质，水冷却后需加入新的温水直至母乳复温至可食用温度。

切不可使用微波炉加热母乳。

切不可直接煮沸母乳。

复温后未使用完的母乳切不可再次冷冻使用，必须丢弃。

◎ 母乳贮存的小细节

每次吸完母乳，应在瓶子的外面贴好标签，注明详细的时间，按时间先后给宝宝食用。

保存奶瓶时最好在外面裹一层保鲜膜以便保鲜。

母乳冷藏时间不得超过24小时。

不要使用微波炉加热，高温会破坏奶水中的营养成分。可以放在一碗温水里解冻，使用前要摇晃，因为母乳解冻后会产生分离。

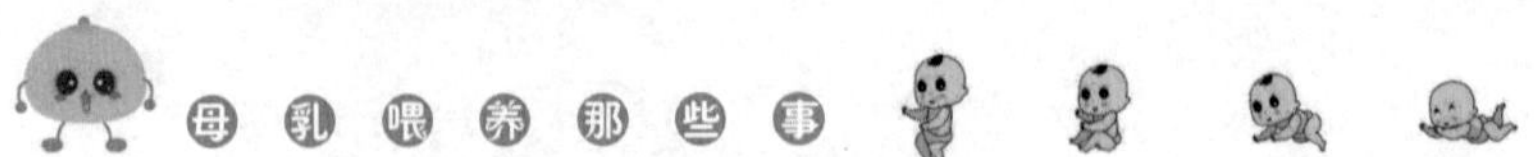

挤好的母乳装进母乳袋封好后，应将母乳袋上留存的水分擦干，再用保鲜膜或塑料袋将母乳袋包好，放入冰箱冷冻室内进行快速冷冻。

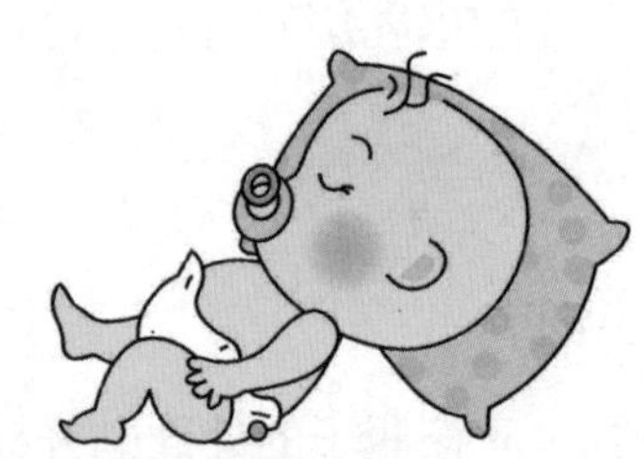

第四章

母乳喂养是一种生活方式

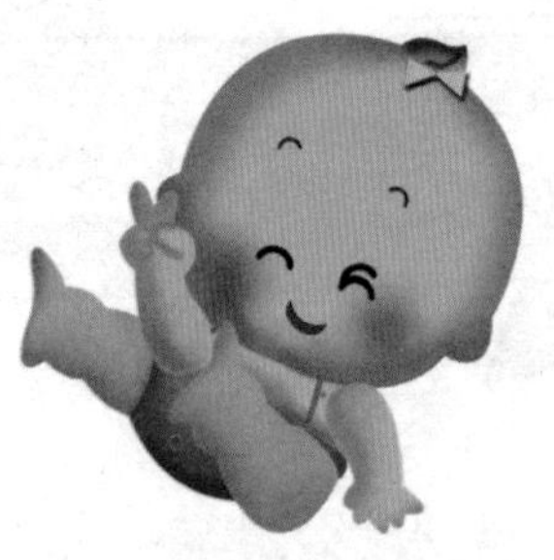

第一节 美丽与母乳喂养

1. 哺乳期可以文身吗？

文身是利用毛细管原理，将颜料注入皮肤真皮层而非直接注入静脉大血管。正规的文身材料通常来自植物或矿物提取物，由于其分子量较大，无法渗入乳汁，通过血乳屏障进入乳汁的概率就更低了，所以即使妈妈有文身，也

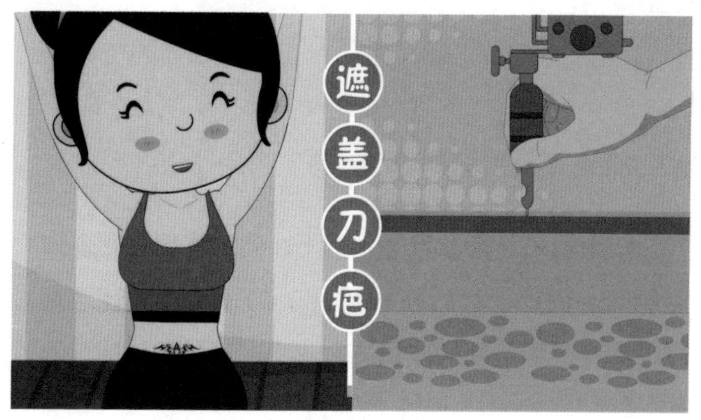

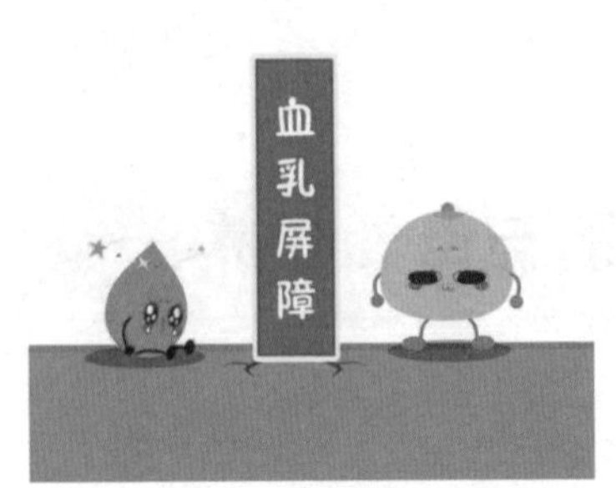

可以哺乳。但文身是侵入性操作，有感染的风险。

对于没有文身，但在哺乳期想使用可清洗文身的妈妈来说，也存在一定程度的过敏风险。

一次性的文身可分为文身贴纸和手绘文身。贴纸选择花样范围小，安全系数相对较高，而手绘纹身可能就存在风险了。天然的手绘颜料更接近棕红色，其本身无害。但很多人更青睐那种像天然文身颜色的黑色颜料，这种颜料内加入了一种叫对苯二胺（PPD）的化学添加剂，虽然剂量小，但容易引发过敏，相对染发剂过敏其危害更甚，严重时可导致过敏性休克。所以，一定要慎重选择。

2. 哺乳会让乳房下垂吗？

妊娠期在各种激素的影响下，乳房体积会明显增大且挺立。而到了产后 8—9 个月，为了调整乳汁产量，以免乳汁淤积，乳房体积又会变小，这是身体神奇的适应。乳房形状及丰满程度主要由遗传因素决定，其他影响因素还包括年龄、怀孕次数、吸烟、BMI 指数和激素水平等，哺乳并不会直接导致乳房下垂。因此，不必因为担心影响体形而对母乳喂养产生迟疑甚至抗拒。

而随着年龄的增长，随着孕次的增加，从某种程度上讲，我们要接受乳房下垂的现实。不过，仍然可以尝试一些改变，以改善乳房下垂现象，更久地维持美好体态。

维持孕期健康体重，避免体重增加过速：对于非孕期女性，保持乳房形态的一个重要方式是维持健康而稳定的体重。准妈妈都需要适量地增加体重，这些增加的体重里，部分来自增大的乳房。孕期乳房增大主要来自脂肪的堆积，这些脂肪一部分分布在乳腺组织周围，另外一部分则形成脂肪垫储存在乳房皮下，从孕期至产后，当体重增加或减少，这一层脂肪垫会随之增厚或变薄。如果在孕期体重增加过多，那么乳房皮肤和韧带会受到更大的牵拉。在产后尝试减重恢复体形，尤其是减重过于迅速时，可能会导致乳房下垂现象更加明显。

因此，孕期适量的增重，以及产后循序渐进地恢复体形，对改善乳房下垂现象十分关键。孕期增加多少体重才合适，理想的增重速度是什么，则要根据孕前自身

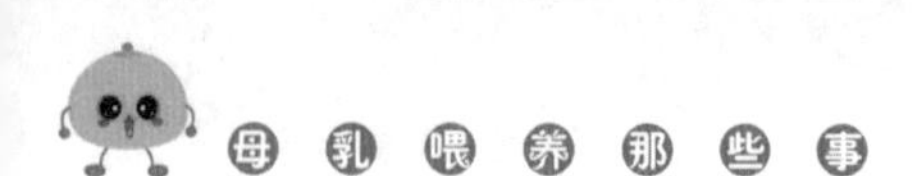

的体重状况来决定，可参考下图。产后减重则应该建立在健康生活方式的基础上，循序渐进地进行。这样的减重带来的效果更加持久，并可让受到牵拉的乳房皮肤和韧带有一个适应和调整的过程，从而缓解体重改变带来的乳房下垂现象。

孕前身高体重指数（BMI）（kg/m^2）	孕前体重类别	理想孕期增重范围（kg）	孕中晚期理想增加的速度（kg/周）
< 18.5	体重过低	12.5—18	0.5
18.5—24.9	体重正常	11.5—16	0.4
25—29.9	超重	7—11.5	0.3
≥ 30	肥胖	5—9	0.2

提示：
（1）孕早期（前 12 周），体重增加不超过 2kg 为宜。
（2）双胎妈妈，如果孕前体重在正常范围，那么整个孕期增加 16—20kg 为宜。
（3）对于不同人种，身高体重指数划分正常体重和超重稍有不同，请结合当地信息。
（4）身高体重指数：体重（kg）除以身高（m）的平方。

制定合理的运动计划，根据计划适当运动：适量的有氧运动和健康均衡的饮食，可以帮助准妈妈实现孕期理想的体重增长并避免体重增长过快，从而改善乳房下垂现象。

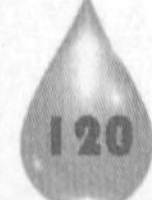

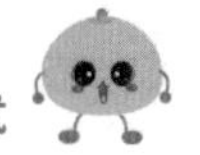

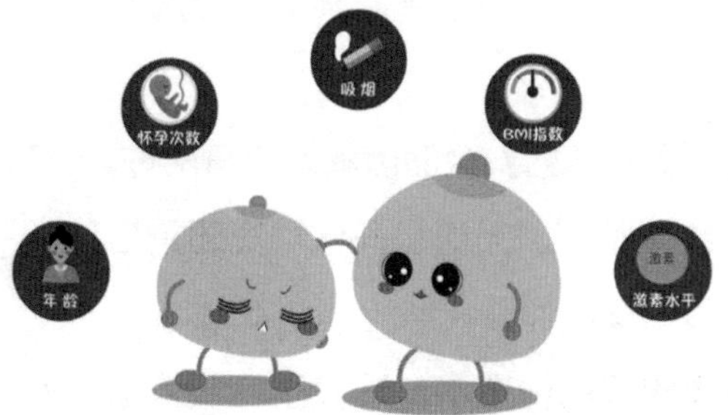

另外，乳房的形态还可以通过改善和增强胸肌力量来实现，局部锻炼胸肌的运动也可以帮助改善乳房下垂现象。比如，哺乳期的妈妈可以尝试做俯卧撑来锻炼胸肌。

挑选支撑性能良好且舒适的内衣：当乳房体积和重量增加时，维持乳房形态的韧带受到牵拉，导致乳房下垂。因此，应穿戴合适的内衣来为乳房提供额外的支撑，从而帮助保持乳房形态。在选择孕期和哺乳期内衣时，请按以下原则：柔软易干的微纤维材质、全罩杯、三档可调节扣、宽而柔软的肩带、侧开口哺乳、能够提供足够支撑和保护的罩杯内衬、宽边弹力下围。建议亲自试戴。

3. 隆胸后还能喂奶吗？

整形丰胸是一种对乳房施行手术的美胸方法，很多

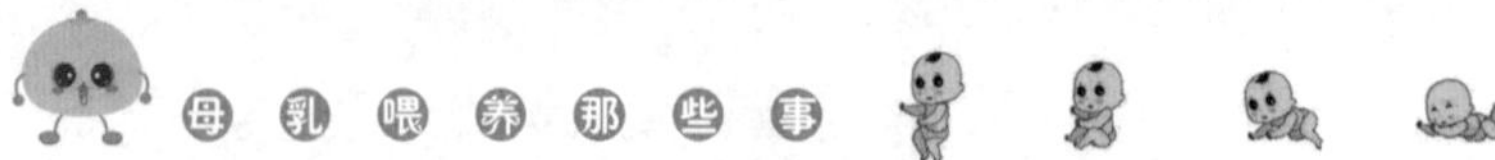

人担心隆胸后会影响哺乳。其实，隆胸并不必然影响哺乳。

目前医生认为安全的隆胸方法有两种，一种是假体，一种是自体脂肪。无论是假体填充还是自体脂肪隆胸，都不会影响女性哺乳。

假体放置的位置不在乳腺里：假体植入不会影响哺乳，这是因为假体放置的位置不是在乳腺里面，而且手术也不会破坏乳腺和乳腺管。假体植入在乳房内的位置有三个：①胸大肌后；②乳腺后；③部分乳腺后、部分胸大肌后。假体放置到人体以后，机体会形成一个包膜把它给包裹住，将假体和周围的组织隔绝开，这样假体就不会跑到身体其他地方去。所以这三种方法都不会破坏乳腺，也就不会影响乳汁的产生。而乳汁分泌则

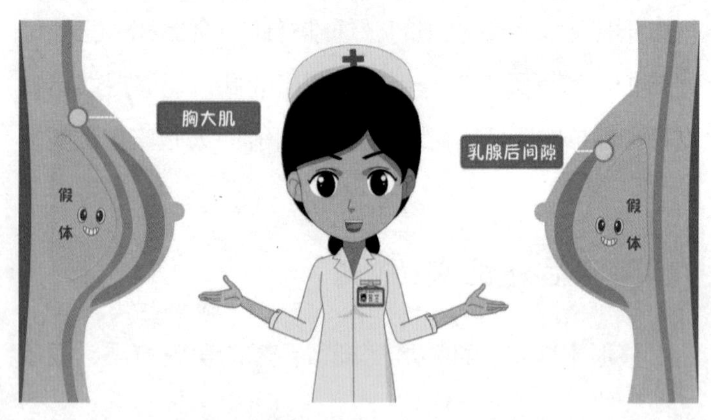

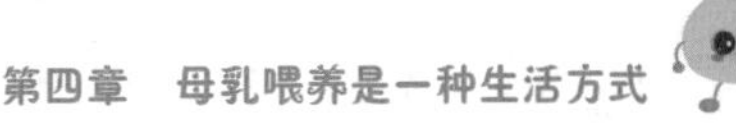

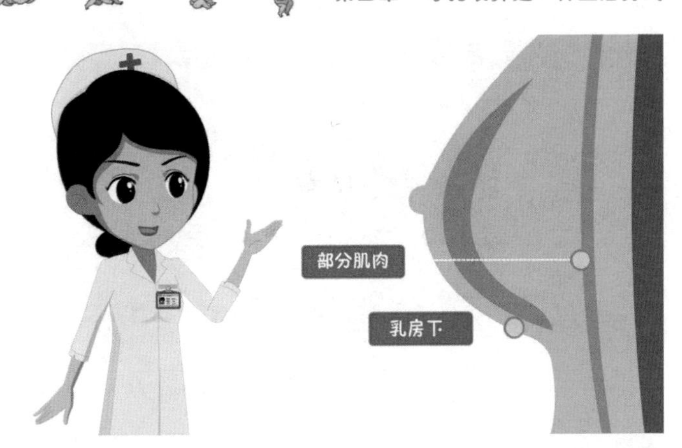

是受泌乳素的影响，泌乳素的分泌是受中枢神经系统和内分泌系统控制的，与假体无关，同时乳汁排出也不通过假体。

自体脂肪隆胸材料取自自身更安全：自体脂肪隆胸的基本原理是将身体上其他部位的多余脂肪细胞移植注射到胸部，对乳房下、部分肌肉以及皮下组织进行填充，促进脂肪细胞重新生长，与自身胸部组织融为一体，使乳房丰满、有型。其本质是自身的脂肪细胞换了个地方生长，相当于乳房的二次发育。由于是来自自身的脂肪细胞移植，所以不存在排异反应，从根本上保障了手术的安全。因为是自身脂肪，更不会影响哺乳。

但如果隆胸使用了人工合成材料，该成分本身以及操

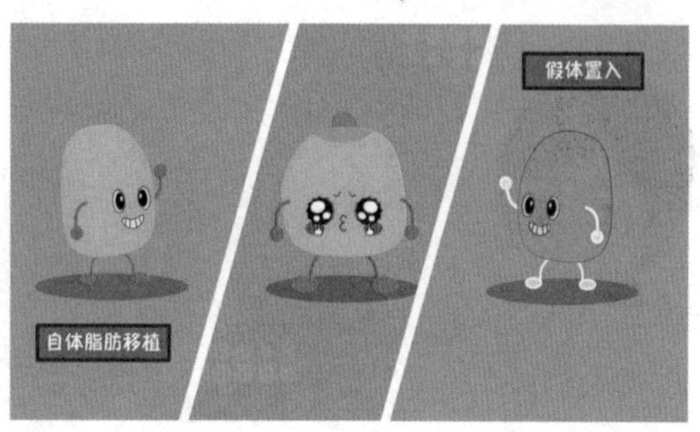

作过程中都有可能会影响母婴健康，因此不建议哺乳。

4. 乳腺手术后能喂奶吗？

目前对于乳腺手术是否会影响妈妈产后哺乳，尚且没有定论。其影响因素主要包括手术破坏组织多少以及手术恢复情况、手术切口的位置、手术方式和术中乳腺神经及导管的损伤等。

手术切除范围：手术切除的范围越大，受影响的腺体小叶就越多，最终可以产生乳汁的腺体小叶就越少。但是经观察，这点对于乳房的最终产奶量影响并不大。因为身体的潜能非常大，正常情况下哺乳时也并非所有的乳腺小叶都处于工作状态，只有一小部分乳腺小叶会分泌乳汁，大部分的乳腺小叶处于静止状态，就像人类的大脑一样，目前被开发出来的也只是极少的一部分。因此即使切除了一部分腺体小叶，对于哺乳功能也没有太大的影响。

手术切口位置：目前大部分乳腺外科手术，为了追求美观，会选择乳晕边缘作为切口进行乳腺纤维瘤切除术。这是因为这种手术方式造成的术后瘢痕较小，相对美观。但是乳晕区乳管相对集中，因此术中难免破坏一些正常的乳管，这些乳管被切断后，能否恢复再生再通，目前也没有明确的医学证据。但是临床观察表明，有些人虽然之前的乳房手术的切口位于乳晕周围，但是怀孕生子后哺乳没有受到明显的影响，自觉双侧乳房产奶量差不多。也有部分妈妈虽然可以正常哺乳，但是术侧产奶量会低于另一侧。所以应当说，只要乳腺手术中没有破坏所有的乳管，且妈妈的哺乳意愿强烈、方法正确，那么其产奶量是可以满足孩子需求的。

手术方式：手术方法不同，对乳管的破坏程度也会有所不同。虽然有的妈妈当初的手术切口也在乳晕，但其手术方式是溢液乳段切除术，这种手术需要将溢液的主乳管以及其下属的所有分支乳管、相对应的腺叶、腺小叶全部切除。这样的话，产后术侧乳房的产奶量会受到明显的影

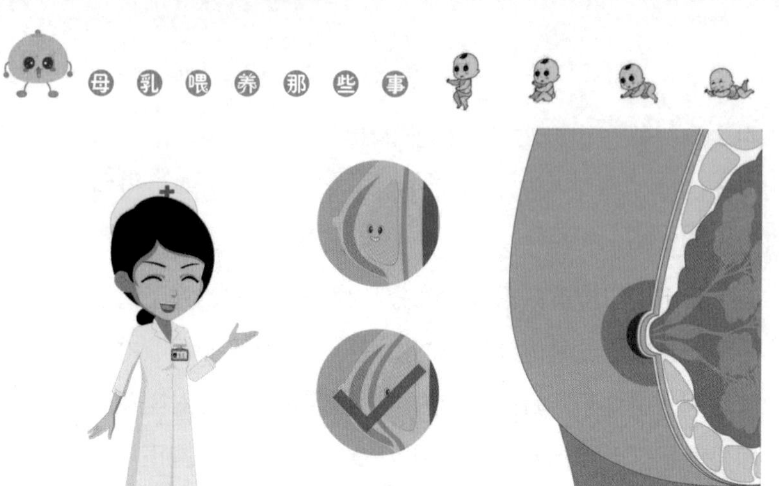

响。这种手术方法损伤乳管的范围较大，这时虽然产后乳房可以正常产奶，但是因为乳管没有出口，很容易导致乳汁淤积而造成回奶。

神经损伤：支配乳头乳晕的神经也是通过乳晕的边缘进入乳头的，这些神经会影响乳头的感觉、功能，从而影响喷乳反射。如果这些神经在手术中被破坏了，有可能会影响哺乳功能，但是目前没有相关的研究可以证实。

总之，乳腺术后的哺乳问题不可一概而论，需要医生的专业判断和妈妈的理性选择。

第二节　肥胖与母乳喂养

1. 哺乳的妈妈会发胖吗?

母乳是妈妈给宝宝最好的礼物，母乳喂养对于宝宝和妈妈的健康都有很多好处。不过不少的妈妈在给宝宝哺乳的同时，会担心自己在哺乳期发胖。那母乳喂养会使妈妈发胖吗？

答案是哺乳不会导致发胖。由于哺乳期需要每日分泌 800—1000ml 的乳汁，在营养制定标准中，要比怀孕之前的能量标准每天增加 500kcal。这是因为制造乳汁需要充足的营养物质，同时考虑到人体对食物的吸收利用率，以及转变成乳汁也需要耗费能量，每分泌 100ml 的乳汁，平均能消耗 60—70kcal 的热量。也就是说妈妈每天哺乳比其他时候额外消耗 500kcal 的热量。所以，只要合理控制饮食，母乳喂养是可以减肥的。

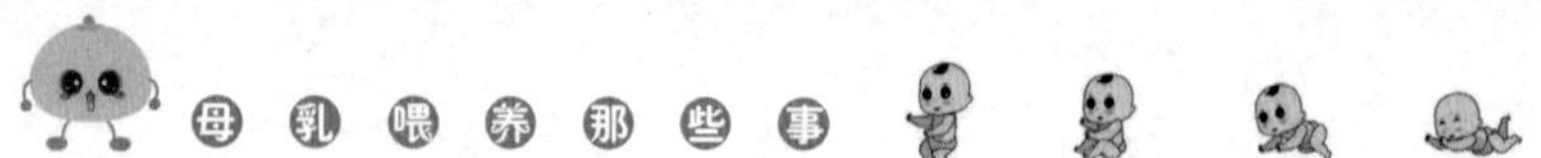

举例来说，如果三餐中少吃一点食物，不额外增加500kcal食物的量，那么身体就会将储备的脂肪变成乳汁中的脂肪。这样，随着乳汁的不断分泌，身上多余的脂肪会逐渐减少，对于恢复体形也是有显著帮助的。

因此，产后喂母乳不仅不会使妈妈发胖，反倒是帮助减重的好办法。若是健康饮食，轻体力劳动的哺乳期妈妈每日热量需求为2300kcal，仅仅比普通女性多500kcal。而现实中部分哺乳期妈妈主动或被动地摄入过多，特别是脂肪摄入过多，再加上活动量减少，便会导致肥胖。

2. 哺乳期妈妈怎样减肥？

哺乳期到底能不能减肥？如何科学合理地减肥？很多妈妈都会或多或少产生疑问。

医学上把产后女性体重超出正常范围20%，称为“生育性肥胖”。也就是说，产后适度增重是正常的。很多妈妈担心如果哺乳期营养不够或者节食等会造成奶水不足、奶水质量下降，进而影响宝宝生长发育，因此很多人说哺乳期不应该减肥，应该按照怀孕期间的饮食标准

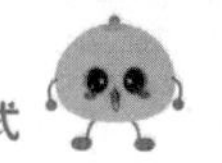

来吃。然而，这样的饮食习惯很可能会导致哺乳期妈妈越来越胖。

其实，哺乳期妈妈是可以减肥的，但需要循序渐进地减重。一般产后 6 个月使身体逐渐恢复到孕前水平比较合适，每周减重不要超过 0.5kg，大幅度减肥很有可能影响泌乳量甚至影响妈妈的健康。

对于哺乳期妈妈而言，亲喂本身就具有神奇的减肥效果，哺乳可以让妈妈每天多消耗 500kcal 的热量，相当于打篮球 60 分钟、慢跑 90 分钟、游泳 100 分钟、快走 2 小时、散步 3 小时消耗的热量。因此减重的妈妈也要做到持续哺乳，适当运动，劳逸结合。

此外，哺乳期妈妈还可以通过调整饮食结构来瘦身和保持良好的状态。①少喝高脂浓汤。月子期间为了促进乳汁分泌，很多妈妈会喝大量的猪蹄汤、鸡汤、鲫鱼汤等，传统观念也认为汤品越白营养越高。其实汤中的白色成分是乳化成微滴的脂肪，并非身体所需的营养。所以建议妈妈们喝去浮油的清汤、蔬菜汤等，而且喝汤一定要吃肉，因为汤中的营养只占肉中营养的 1/10。②改变烹调方式，控制油脂摄入。由于孕期会储存几千克脂肪，所以不需要吃很多高热量的油脂。油脂是纯热量的食物，一小白瓷汤勺植物油的热量几乎和一斤蔬菜的热量不相上下。如果每顿都吃高脂肪的肉类、大量放植物油，肯定会造成体重的上升。所以控制体重，一定要减少油脂使用量，每天 3 勺植物油即可，肉类也宜选择瘦肉食用。③用粗杂粮和薯类代替部分主食。晚餐可以用一部分薯类、杂粮代替一部分白米，例如八宝粥。杂粮中的膳食纤维丰富，对于增加饱腹感更有帮助。④多吃蔬菜。减肥期间如果少吃了主食，就要用蔬菜来填补。建议用蒸煮炖的方式，尤其是绿叶菜热量低、饱腹感强，对于减重十分有益。同时，蔬菜中的维生素、膳食纤维对于预防便秘、抗氧化都有帮助。

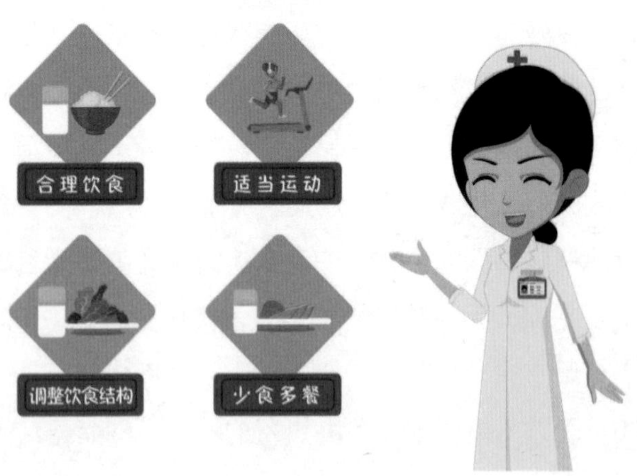

第三节　饮食与母乳喂养

1. 哺乳期饮食会导致婴儿过敏吗？

哺乳期原则上没有饮食禁忌，除非哺乳期妈妈本身有过敏的食物，否则并不建议限制哺乳期饮食中的可能致敏原。但是，有些食物诸如乳制品、坚果、海鲜等消化后确实可能通过乳汁进入宝宝的肠道，增加过敏风险，因此宝妈们食用上述食物后还是要注意一下宝宝的反应。

哺乳期哪些食物可能会导致宝宝过敏呢？主要有以下几类：辛辣刺激的食物，比如辛辣刺激的火锅汤底，姜、醋、辣椒等调味品，麻辣烫以及油炸制品等；高蛋白的食物，包括一些蛋白质含量比较高的肉类、牛奶、蛋、豆类等；海鲜类，主要包括螃蟹和海鱼海虾；坚果类，容易引起过敏的坚果以花生为最常见。

哺乳期妈妈担负着为宝宝提供营养物质的重要任务，

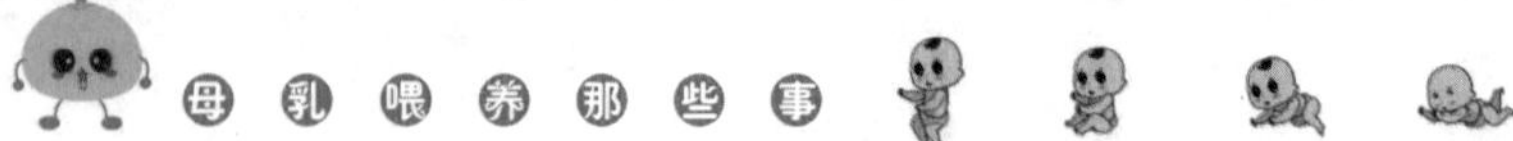

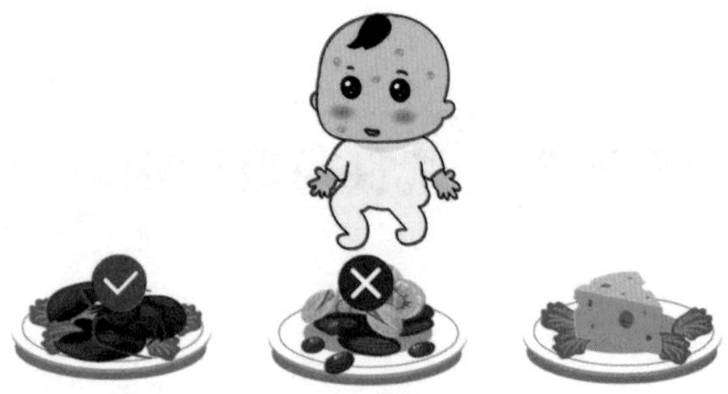

妈妈合理饮食才能保证充足的乳汁供应，为宝宝的营养来源和生长发育提供保障。根据中国营养协会的膳食指南及美国饮食指南咨询委员会 2020 年的最新报告，对哺乳期妈妈膳食总结如下：荤菜海鲜不可少，牛奶饮用要坚持，忌口贪多皆不宜，叶酸补充要注意，汤汤水水实在妙，酒茶咖啡要谨慎。

2. 饮食会影响母乳的味道吗？

许多宝妈在怀孕期间对于饮食方面十分注意，觉得生完后终于可以解放了。

其实，部分食物是会改变母乳味道的。母乳本身就是通过妈妈的血液循环加工而成的，妈妈每次进食，食物经过消化道消化吸收，合成养分进入血液，通过乳腺

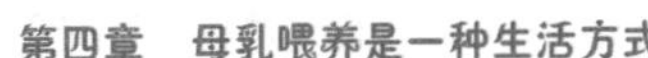

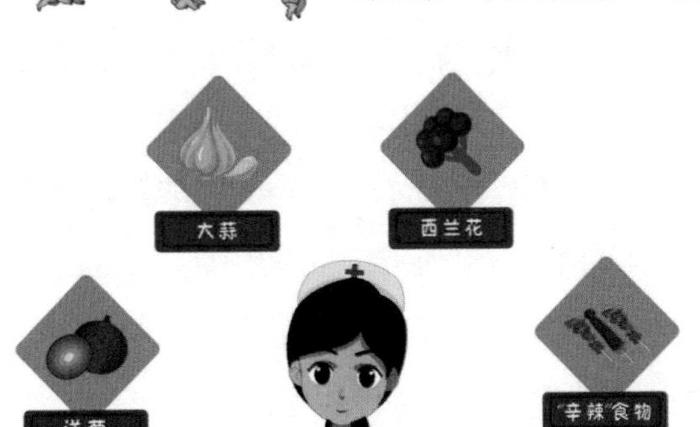

细胞吸收营养分子，最终形成乳汁。所以，妈妈吃的食物会通过乳汁传递到宝宝体内，像洋葱、大蒜、西兰花或麻辣烫等辛辣食物，可能会对母乳的味道造成明显影响，让宝宝微妙地体验人间烟火的味道。

3. 宝宝腹泻了母乳要停吗？

这里先给热衷于研究宝宝便便的家长们科普一下，其实很多人都不太会分辨真假腹泻，进而引起不必要的焦虑和紧张。很多家长觉得类似成人的成形便便才是正常的，而稀糊糊的一摊就算是腹泻，这其实是一种误解。真正的腹泻，特点是大便次数变多，大便性状变稀。这

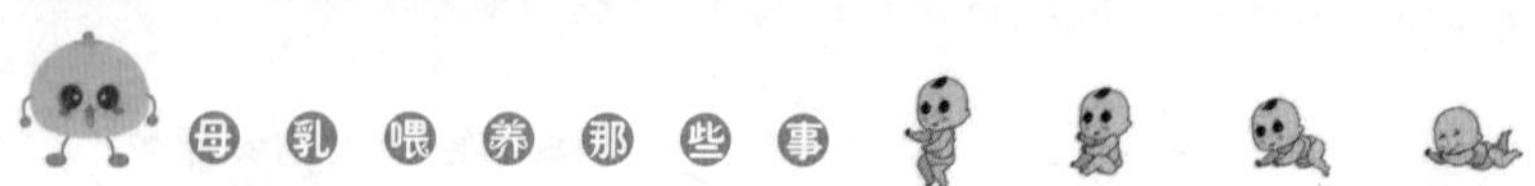

里要特别强调一个“变”字，比如宝宝平时每天大便2次，今天却有好几次，这就叫次数变多。宝宝之前大便虽然也比较软，但程度都差不多，今天却非常稀甚至还带点水，这就叫性状变稀。宝宝的大便出现了上面说的变化，那就说明是真的腹泻了。如果宝宝真的腹泻了，就要进行原因排查，但是不需要停止母乳。

继续母乳喂养的原因：①母乳中含有大量的人乳低聚糖，能帮助肠道中的双歧杆菌等益生菌大量繁殖，迅速占领肠道阵地，这样其他病毒细菌就不容易侵袭宝宝肠道了；②母乳中的免疫物质可提供抗体，抵御病毒细菌，修复肠道黏膜，促进宝宝恢复健康；③母乳可以补充腹泻所流失的水分和营养，避免宝宝脱水和营养不良；④母乳亲喂本身可以安抚宝宝情绪，让宝宝休息得更好。

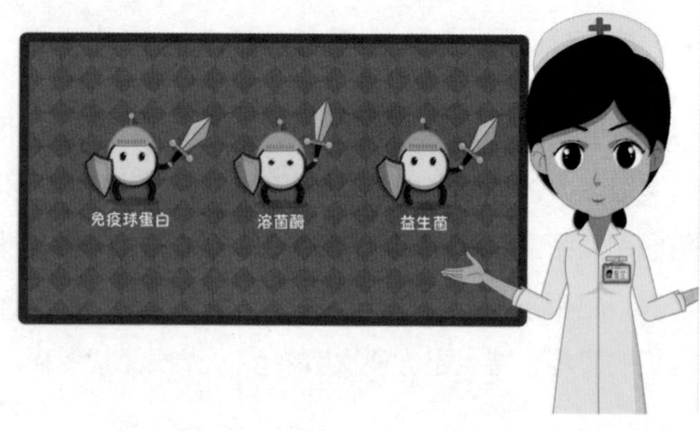

因此，世界卫生组织建议宝宝腹泻期间可以继续哺乳配合治疗。

4. 哺乳期可以喝咖啡吗？

咖啡是不少人生活里再日常不过的饮料，早上来一杯提神醒脑，下午茶来一杯岁月静好，逛街来一杯还能美美拍照。从速溶到手冲，咖啡早已全面走进人们的生活，但是在哺乳期咖啡却成为人们眼中的洪水猛兽。爱咖啡的妈妈们到底能不能喝呢？

画重点：哺乳期妈妈可以喝咖啡，但要适量。哺乳期妈妈每日摄入咖啡因不宜超过 300mg。普通标准杯的咖啡中大约含咖啡因 100—150mg，哺乳期妈妈每天饮用量不超过 2 杯就好。

如果宝宝是早产儿、过敏体质或者生病了，由于其体内代谢咖啡因比较慢，所以其体内的咖啡因及其他咖啡因活性代谢产物的血药浓度可能与母体浓度一样，这类宝宝的妈妈摄入的咖啡因含量应该更低，建议尽量不喝或喝完后过 2—3 小时再喂奶。

5. 哺乳期可以喝酒吗？

可以，但要适时适量。饮酒之后，血液和乳汁中酒精浓度会在30—60分钟达到峰值，之后逐渐下降。随餐适量饮酒后等待2小时再哺乳是比较安全的，一次饮用酒精总量不超过15g。

需要注意的是，哺乳期并不推荐妈妈饮用含有酒精的饮料。酒精会以血液中相似的浓度进入母乳，如果饮用量大且没有等待足够的时间将酒精代谢掉，有可能会导致宝宝睡眠中断、进食减少、发育迟缓等。

因此，在哺乳期饮酒后要注意观察宝宝表现：①观察宝宝摄奶量；②观察宝宝的睡眠，如果摄奶量减少或宝宝嗜睡，但是睡眠持续时间较平时短，需要引起重视。

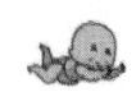
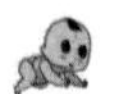

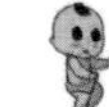

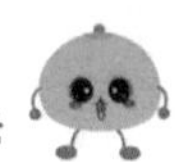

第四节　睡眠与母乳喂养

1. 夜间可以喂奶吗？

对于新手妈妈来说，如何给新生宝宝喂奶，是一项很有挑战性的事情。新生儿的胃容量比较小，所以一天需要多次喂奶，白天还好些，到了晚上每隔两三小时就要起来喂奶，这对妈妈来说是很辛苦的。那婴儿夜间需要喂奶吗？夜间哺乳有什么好处呢？

母乳喂养好处多，不管是部分母乳喂养还是纯母乳喂养，也不管母乳喂养时间的长短，都有利于预防婴儿猝死综合征，纯母乳喂养的婴儿发生猝死综合征风险的概率是非母乳喂养婴儿的 27%。其中的一个可能性因素在于母乳喂养的婴儿在 2—3 个月时更容易从浅睡眠中醒来，而 2—4 个月正是猝死综合征的高发期。

近年来的调查研究表明，与配方奶喂养的婴儿相比，纯母乳喂养的婴儿在6个月内的夜间睡眠更加分散，睡眠期更短，也更加容易觉醒。这与母乳容易消化和吸收，婴儿饱腹感持续时间短有关。但这并不是说婴儿的睡眠质量不高。夜晚睡眠质量高不是指婴儿夜晚睡眠时间足够长，而是指婴儿入睡快，夜间醒来时间短，睡眠充足。母乳中有较高含量的褪黑素，褪黑素有改善睡眠和放松平滑肌的功能，所以母乳喂养的婴儿更易入睡，睡眠质量更高，肠绞痛发生率也较低。褪黑素在母乳中的水平呈现昼夜变化，也有助于调节婴儿的昼夜节律。

此外，婴儿的睡眠迥异于成年人，没有一个孩子能够睡一整夜不醒，特别是在月子里的宝宝。第三天新生儿胃容量约22—30ml，大小同大号玻璃球，所以母乳喂养的宝宝半夜一定会醒来寻乳。而婴儿的睡眠状态分为深睡眠期和浅睡眠期，瞌睡期是睡眠期与觉醒期的过渡状态。觉醒期包括安静觉醒期、活动觉醒期和啼哭期。在活动觉醒期，婴儿的眼睛睁开，没有先前明亮，活动增加且频繁，或许生气，有寻乳的行为，这是最佳的喂养时机。婴儿越小，觉醒期越短，越需要关注，应及时满足宝宝的需求，而母乳喂养是对宝宝睡眠最好的保护。

对于妈妈而言，夜间哺乳不仅不会影响妈妈的睡眠，反而可以提高妈妈体内具有镇静作用的荷尔蒙水平，哺乳后会让妈妈更加放松，更容易入眠。母乳除了能满足宝宝对能量的需求外，还可以通过肌肤接触增进母子感情，给宝宝安全感，让宝宝睡得更安稳，同时妈妈对宝宝的需求也更了解，可以及时给予满足。诸多研究表明，夜间同床哺乳使宝宝与妈妈有了更多的肌肤接触的机会，促进宝宝大脑发育。宝宝在身体不适时会向母亲发出信号，妈妈也可以及时回应，从而保证宝宝睡眠时的安全。

值得一提的是，夜奶是指 22 ：00—次日 4 ：00 的母乳，而此时也是全天中泌乳素分泌的高峰时期。尤其产后第二天母乳开始进入分泌的高峰期，此时妈妈们通常会明显感到乳汁分泌量增多。两相叠加之下，更说明了夜间哺乳对于保持乳汁分泌量来说十分重要。

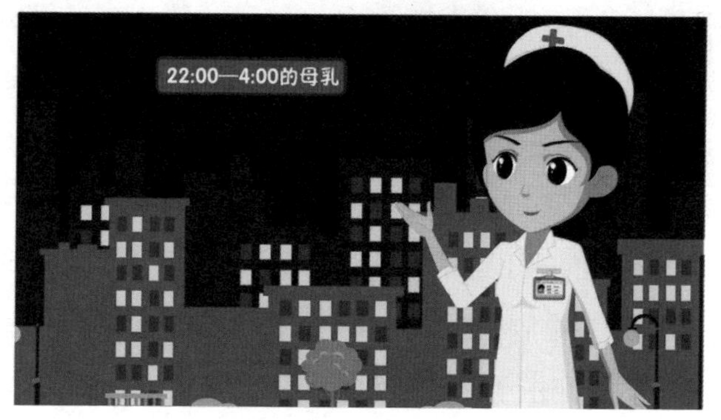

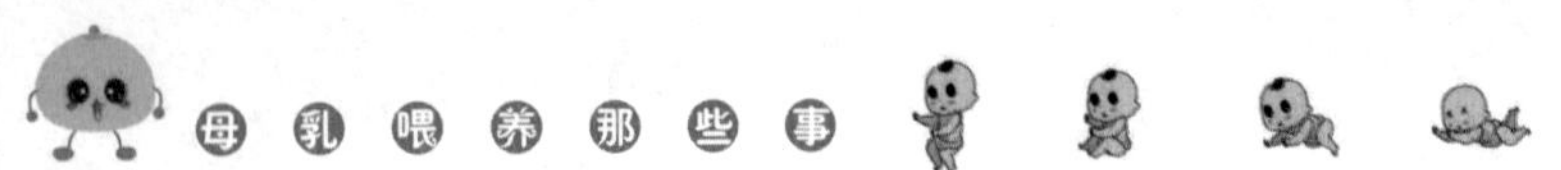

◎ 断夜奶的时间

夜奶对于母乳喂养的持续至关重要，但是随着宝宝的长大，妈妈们就经常会听到宝宝要断夜奶的提醒：6个月了怎么还不断夜奶？9个月不断的话，奶瘾会越来越大，以后就很难断哦……被提醒久了，妈妈们就会产生疑问：到底该什么时候断夜奶？

很多妈妈眼中的断夜奶，一般是指孩子在晚间不要求大人安抚自行完成睡眠周期的衔接状态。大部分妈妈都希望孩子不吃奶后也可以不用其他安抚，即断夜奶、睡整夜，因此在这些妈妈看来断夜奶要断的包括食物和安抚。

在宝宝出生后1—3个月内，大部分孩子都需要夜间哺乳来获得足够的营养和能量，以确保体重正常增长。夜间哺乳所获得的营养大约占每日营养需求的20%。所以在这个阶段要求断夜奶并不合适，此时哺喂次数的减少除了会造成体重增加不够以外，还可能增加宝宝患黄疸的概率。

随着孩子的成长，在5—6周到6个月这个阶段，从对光线变化的感知到环境刺激的适应，孩子在慢慢发展他的24小时生物周期。对于6个月内大的宝宝，其“睡眠问题”不需要进行矫正。因此，断夜奶的时间不宜在宝宝出生后 4—6 个月之间。事实上，大于 6 个月的孩子才开始有能力“睡整夜”，当然，仍有很多孩子会在夜间醒来。

随着 24 小时生物周期的形成，白天按需哺乳的孩子在晚间对食物的需求在不断减少。很多妈妈会发现，此时孩子吃夜奶好像并不会吃很多母乳，更多的其实是对吸吮的需求。也就是说，随着孩子的成长，夜奶的安抚意义慢慢大于供给能量的意义。3 个月左右的宝宝夜晚需要他人安抚的比例在 82.6%，6 个月时下降到 38.1%，但在 12 个月时又上升到 50%。这可能和孩子正处于快速生长阶段有关，外界的压力让他们需要更多的安抚。

因此，月龄只是作为孩子生理上接受不吃夜奶的参考，却不能代表孩子在此阶段一定不需要被安抚。简单根据孩子月龄来判定某个月就要断夜奶并不恰当。

所以单纯以月份作为判断是否断夜奶的标准未免有些武断，也容易给妈妈带来额外压力。特别是当宝宝正处于成长飞跃阶段而安抚需要增加时，快速找到一种可以取代夜奶的有效安抚方式并不容易，甚至可能反而加大妈妈的劳动量。

如果能通过各种方式让孩子体验到其他安抚方式和夜奶一样有效，甚至在某些方面还存在优势，夜奶一定

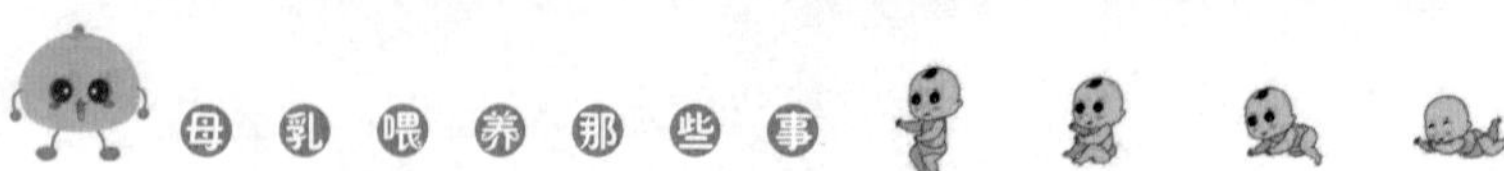

可以慢慢消失（不是突然终止，而是有一段“并行”，接着“减少”，然后“消失”）；同时，引导孩子充分探索周围环境，让孩子对自己的经历感到踏实和愉悦，可以促进孩子自我安抚能力的提升，夜醒次数会随之减少，孩子需要成人提供更多安抚的概率也会不断下降。

虽然随着孩子的成长，夜醒会减少，睡眠周期的衔接变得更加连贯，但当生活出现一些新情况时，宝宝仍会在夜间醒来。其实成年人也是如此，就像生活不是一成不变，睡眠也会随之变化，但生理和心理状态的健康平稳一定是良好睡眠的基础。

2. 夜间喂奶注意事项

一是不要让宝宝一直含着乳头睡觉，因为这样会增加妈妈乳头破裂和小儿鹅口疮发生的概率。

二是不建议夜间妈妈与宝宝同床，但宝宝距离妈妈不宜太远。在喂奶时妈妈要注意不要压到宝宝的鼻子，保证其呼吸道通畅。夜间喂奶时使用比较暗的夜灯，可减少喂奶对妈妈和宝宝睡眠的影响。

三是建议在宝宝出生后就着手培养其良好的饮食和睡

眠习惯，在按需哺乳的基础上合理安排哺乳和睡眠时间。在宝宝满月以后要逐渐形成规律喂哺，培养其生物节律，开始尝试定时喂养。大多数 2—3 个月的宝宝夜间不需要哺乳，4 月龄时连续睡眠时间可延长至 6—8 小时。建议 4 月龄以上宝宝午夜至凌晨不安排哺乳，确实需要哺乳的，应调整至靠近午夜至凌晨两端的理想时间段。

四是夜间喂奶的时候要谨防感冒。很多妈妈和宝宝在夜间哺乳时容易感冒，尤其是冬天坐月子的妈妈，其实只要多留心，是可以避免的。妈妈们在较冷的天气里喂奶，应披上外套，或者准备一条较厚的毛毯。喂奶的时候可以裹好宝宝不受凉，喂完奶后应及时把宝宝放入被窝，避免骤冷骤热增加感冒的概率。

夜醒是宝宝成长过程中持续非常短暂的一种行为，家长们只要保持平常心，配合宝宝夜间的正常行为，宝宝们会逐渐减少夜醒次数的。

3. 吃夜奶会长蛀牙吗？

母乳不同于配方奶，喂养配方奶时宝宝不需要主动吸吮就会有液体流出，让乳牙浸泡在配方奶里，这给龋

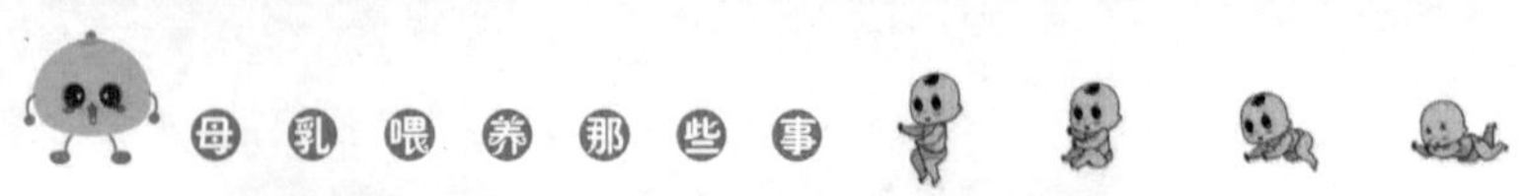
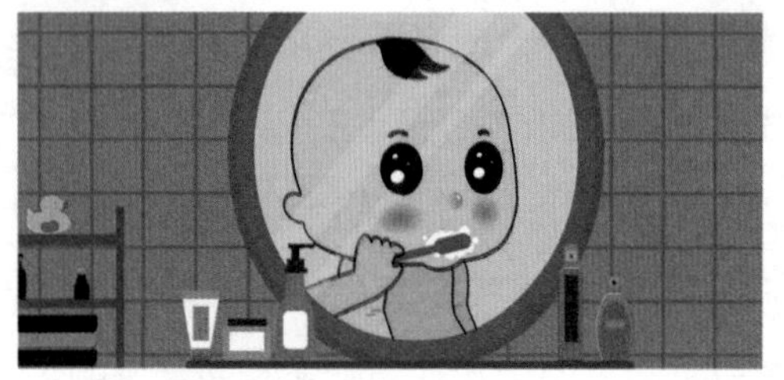
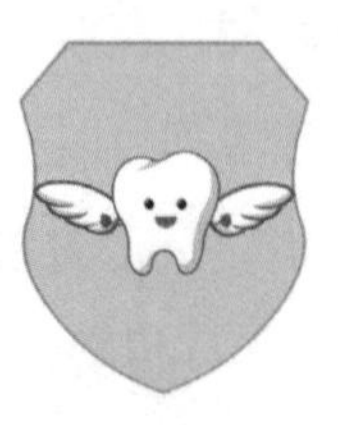

齿的发生创造了绝佳的条件。而母乳喂养完全不是这么一回事，除非宝宝非常活跃地吸吮，否则不会有那么多液体自动流出。而且，母乳喂养时衔乳的位置会深达软腭，也就是乳汁会从口腔的后部被直接下咽了，跟前排的牙齿都来不及打照面。

就母乳成分而言，母乳中的乳糖是在小肠分解的，不会额外增加宝宝蛀牙的风险，而母乳中含有的抗体也有抵御细菌和抗感染的作用。对于开始添加辅食的宝宝来说，预防蛀牙的关键是好好刷牙，晚饭后临睡前做一次彻底的口腔清洁，之后只要不再吃其他食物，夜奶亲喂母乳后无须再次刷牙。

4. 安抚奶嘴可以用吗？

安抚奶嘴是妈妈乳头的替代品，在宝宝哭闹、睡觉

时给宝宝吸吮，帮助宝宝安静的一种工具。宝宝是用吮吸感受这个世界的，而安抚奶嘴的作用则正好满足了宝宝非营养性的吮吸需求，可以有效安抚宝宝的情绪。当宝宝烦躁不安时，一只仿佛妈妈乳头形状的安抚奶嘴往往能让宝宝平静下来，继而甜甜地入睡。安抚奶嘴的使用还有助于宝宝的颌骨、腭骨和嘴唇得到高度锻炼。据研究发现，使用安抚奶嘴能大大降低宝宝因尚未养成鼻呼吸习惯而导致的猝死率。

在安抚奶嘴的选择上，建议尽量选择一体成型的产品，不要有太多的配件，以防止配件的松动、脱落造成宝宝误吞或误吸；此外，要常常检查安抚奶嘴是不是有松动、老化的地方，及时更换；不能把安抚奶嘴拴到床上，或者宝宝的脖子上、手上，以防勒到宝宝。

尽管安抚奶嘴对于宝宝的口腔健康有着很多积极的作用，但前提是家长正确地使用这种工具，而不是滥用安抚奶嘴。在使用的过程中需要遵循以下几点：①每次连续使用安抚奶嘴时间不宜过长，不要超过15—20分钟。②只在宝宝有吸吮需要的时候才给宝宝使用安抚奶嘴，如果发现宝宝只是把安抚奶嘴含在嘴里而没有吸吮，最好把它拿掉。③使用安抚奶嘴后要注意及时清洁消毒和收纳。④不要让宝宝含着安抚奶嘴睡觉。⑤乳胶和硅胶奶嘴均有使用寿命，请严格遵照建议的时间更换。⑥长期使用安抚奶嘴可能会影响牙齿排列，因此通常建议1岁左右停止使用所有奶嘴，包括奶瓶奶嘴。

当然安抚奶嘴也不是万能的，有些情况下不建议用安抚奶嘴：①一个月以下未建立良好母乳喂养规律的宝宝，过早使用安抚奶嘴会造成乳头混淆影响喂养。②因为饥饿而哭闹的宝宝，不能用安抚奶嘴来作为推迟喂奶的手段。③不要把安抚奶嘴作为哄宝宝的第一选择。④不要宝宝一哭就用安抚奶嘴，先试试别的方法。给宝宝换个姿势、温柔地和其说话、轻拍后背等都能安抚宝宝。⑤随着宝宝的长大，兴趣逐渐广泛，吸吮安抚奶嘴的行为大多会自然减少，直到自行戒断。

第五章

母乳喂养常见误区

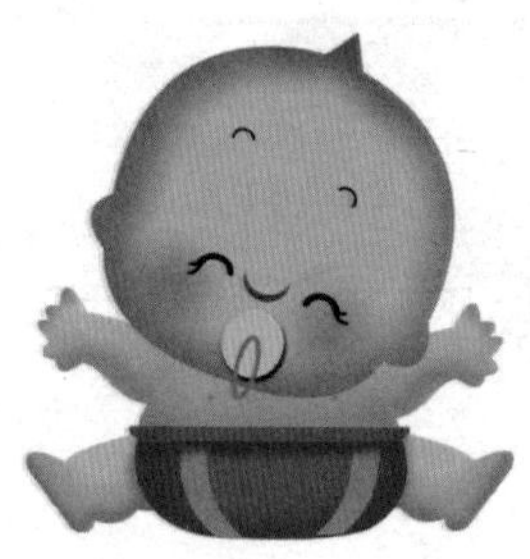

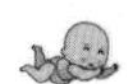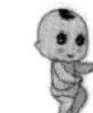

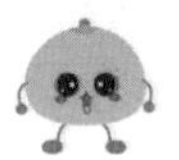

第一节　乳汁成分与母乳喂养

1. 怎样喂奶宝宝长得快？

宝宝每次吃奶的过程中，乳汁的成分也在不断变化，先吸出来的奶叫“前奶”，通常也被称为“开胃菜”，外观较稀薄，富含水分、蛋白质和乳糖，是“解渴”的。

随后而来的“后奶”富含脂肪、乳糖和其他营养素，颜色偏白或黄，能提供许多热量，使宝宝有饱腹感，是“正餐”，比较耐饿。

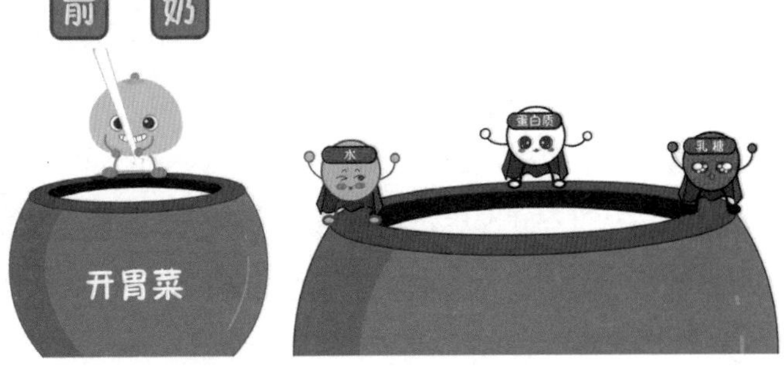

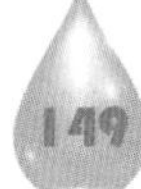

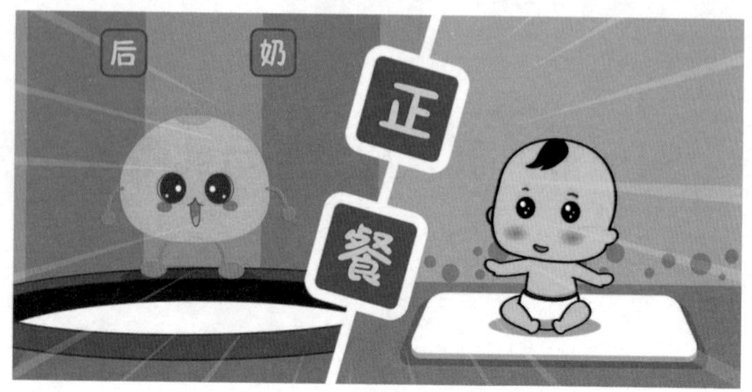

因此，每次喂奶应该保证宝宝至少吃空一侧的乳房，如果还不够再换到另外一边。原则上每次喂奶只吃一边，吃完后胸部如同棉花一样软，一滴多余的奶都挤不出了。

如果需要吃两边，那么再次开吃要从上次后吃的那边吃起，保证总有一边得到了完全的清空，以确保宝宝吃到足够的后奶。喂奶时将开始的前乳挤掉，或者未喂完一侧又换另一侧，都是不可取的哦。

2. 乳汁的成分会变化吗？

初乳：母乳成分随着宝宝营养需求的变化而变化。一般认为，从怀孕的中后期开始到产后 2—5 天所分泌的乳汁是初乳，它比后来的乳汁要显得稠且黄，含有更多

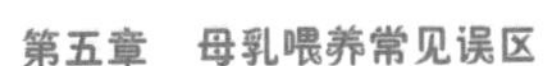
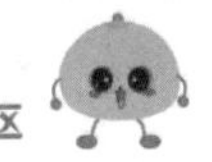

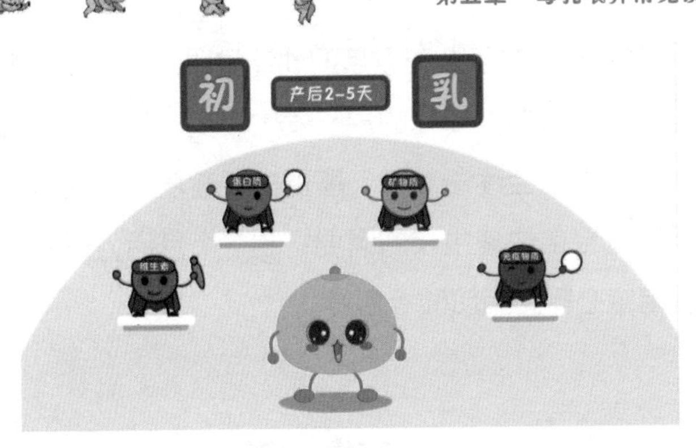

的脂溶性维生素、蛋白质、矿物质和免疫物质；初乳中亦含有生长因子，可刺激小儿成熟肠道的发育，也为肠道消化吸收成熟乳做了准备，并能防止过敏性物质的刺激。初乳量虽然少，但对婴儿玻璃球大小的胃来说已经足够了。

过渡乳：产后 2—5 天到 10 天左右的乳汁是过渡乳，蛋白质和免疫球蛋白浓度逐渐下降，乳糖、水溶性维生素的浓度逐渐增加。

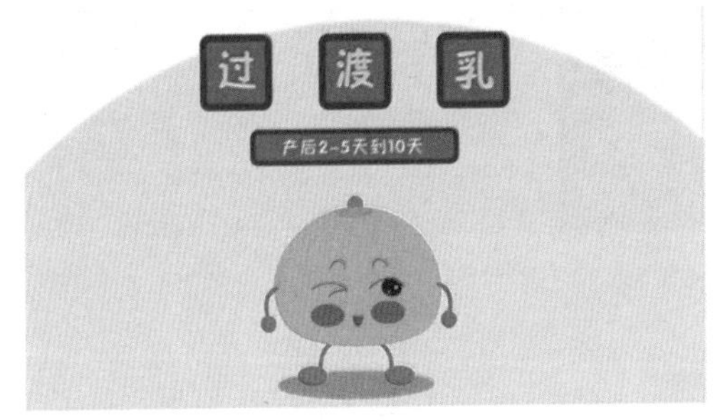

成熟乳：产后10天以后的乳汁是成熟乳，成分相对稳定，但也会根据婴儿的成长发生改变。例如6个月内母乳乳清蛋白会逐渐减少，酪蛋白逐渐增加，富含锌元素以适应宝宝快速生长的需要；到6个月后，母乳仍提供着宝宝必需的脂肪酸等营养。

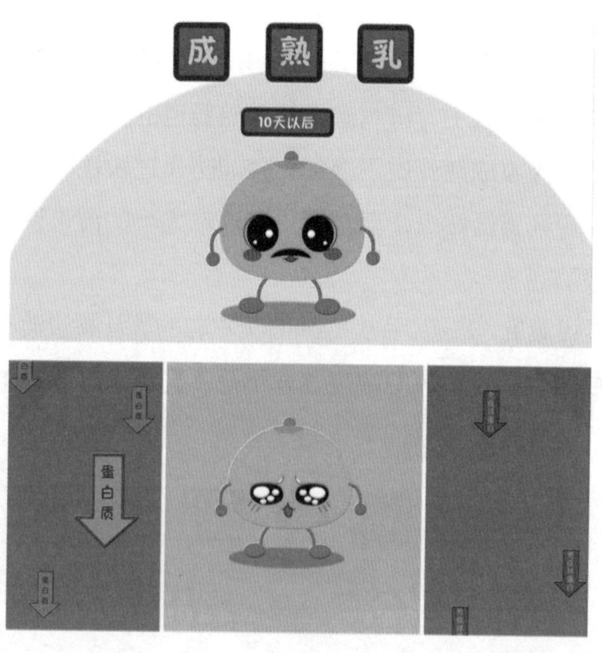

第二节　辅食添加与母乳喂养

1. 宝宝需要额外补充维生素D吗？

◎ 关于维生素 D

维生素 D 对人体骨质钙化有重要作用，同时，它对人体稳态的维持也有重要作用。孩子如果没有获得足够的维生素 D，会有得佝偻病的危险，也会增加感染、患上自身免疫病、癌症、糖尿病和骨质疏松症的风险。

婴幼儿体内维生素 D 的来源有三个途径：①母体—胎儿的转运；②食物中的维生素 D；③皮肤光照合成。在各种营养补充剂没有被发明前，人类主要通过暴露在

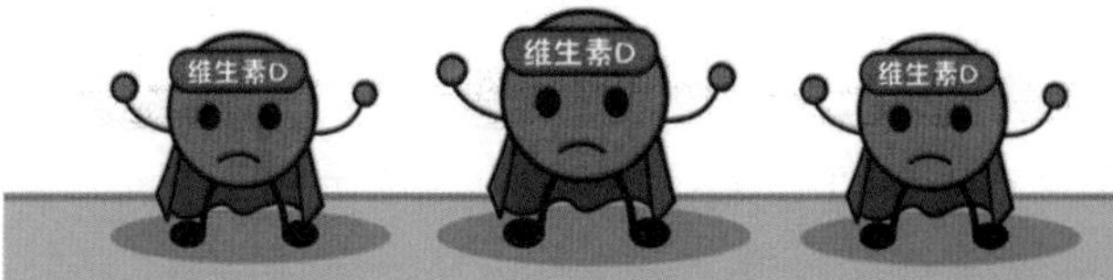

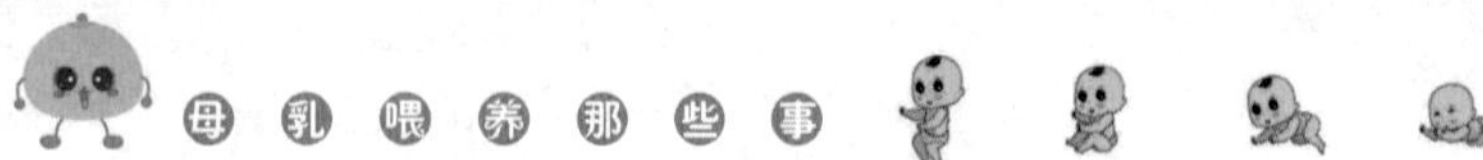

阳光下，皮肤合成维生素D。但是随着人类生活方式的改变，大气中臭氧层的稀薄，使得人类暴露在阳光下的时间变短，阳光对人类皮肤的损害也开始变大。因此，人类需要通过其他方式补充身体所需的维生素D。

◎ 宝宝需要补充维生素D吗？

母乳是新生儿最重要的食物，但是人乳中维生素D含量低，宝宝不能通过母乳获得足够的维生素D。人乳中的维生素D含量范围是5—20IU/L，主要以25-羟基维生素D（25-OH-D）形式存在，正好适合婴儿使用。

国际母乳会认为，母乳喂养的妈妈如果自己体内有足够的维生素D，就可以成功地通过母乳为宝宝提供足够的维生素D。有研究指出，妈妈可以通过自身摄入维生素D补充剂，提高乳汁中维生素D的含量，而这一做法需要妈妈每天补充4000IU的维生素D，且具体做法需要与医生沟通。但是，通过这样的方法补充，宝宝摄入的维生素D的具体含量无从得知。

◎ 怎么补充？

儿科医生一般会建议单独给宝宝补充维生素D，在

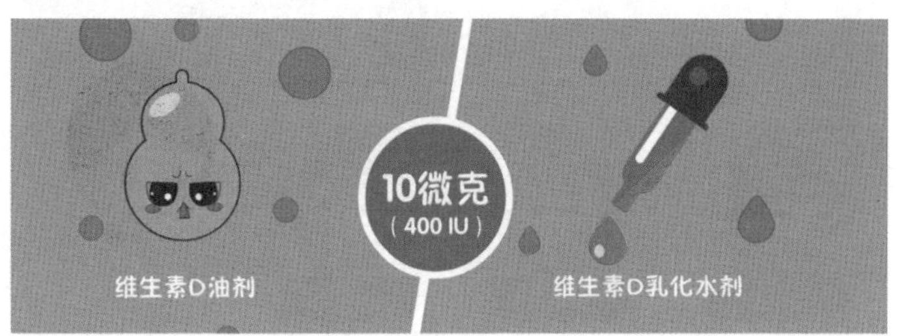

婴儿出生后 2 周左右，采用维生素 D 油剂或乳化水剂，每日补充 10μg（400 IU）。

维生素 D 滴剂的使用方法：可在母乳喂养前将维生素 D 滴剂定量滴入婴儿口中，然后进行母乳喂养。也可以将维生素 D 滴剂涂在乳头上，让宝宝吃下去。

配方奶中一般添加有维生素 D，因此配方奶喂养的婴儿不需要额外补充。纯母乳喂养的婴儿不需要额外补充钙和水分。

2. 添加了辅食还要喂奶吗？

◎ 指南建议

母乳是婴儿的最佳食物，世界卫生组织推荐纯母乳喂养 6 个月，6 个月后在添加辅食的基础上继续母乳喂养至

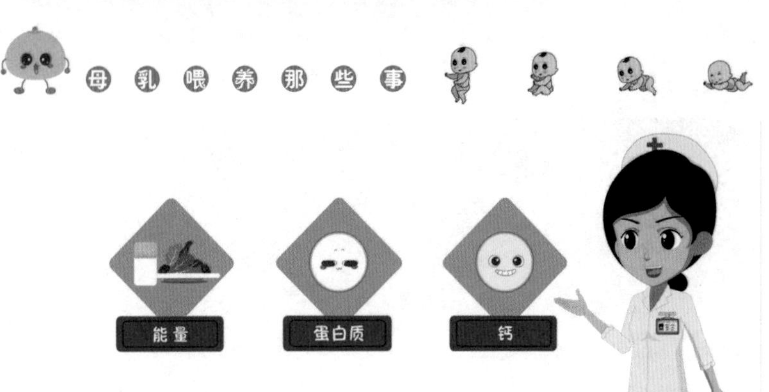

2岁或以上。另外，从宝宝的情感需求来看，开始添加辅食的时候，宝宝对母乳和母亲的需求都还是很强烈的。所以，妈妈在开始添加辅食后，仍然需要继续母乳喂养。

辅食和母乳的比例，随着婴儿月龄的变化而变化。6—8 月龄期间母乳应占婴儿每日能量供给的 2/3。《中国居民膳食指南（2016）》中推荐，为了保证能量以及蛋白质、钙等重要营养素的供给，一般 7—9 月龄婴

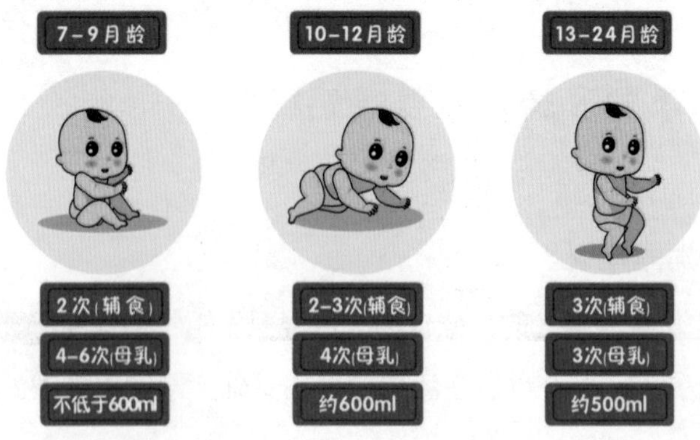

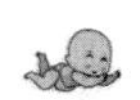 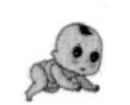 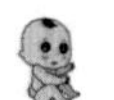 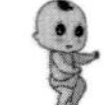

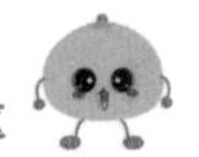

儿每天辅食喂养 2 次，母乳喂养 4—6 次，总量不低于 600ml；10—12 月龄婴儿每天辅食喂养 2—3 次，母乳喂养 4 次，总量约 600ml；13—24 月龄幼儿每天辅食喂养 3 次，母乳喂养 3 次，总量约 500ml。

◎ 母乳不足怎么办?

对于母乳不足或不能母乳喂养的婴幼儿，满 6 月龄后需要继续以配方奶作为母乳的补充。在所有可获得的代乳品中（包括牛奶、羊奶、酸奶等），婴儿配方奶是较为适合婴儿营养需要和消化、代谢特点的婴儿食物。尽管不能和母乳比，但仍然是母乳不足时的首选。

很多妈妈在自己的母乳不足之后，就会选择给宝宝喝牛奶来代替补充母乳中所包含的营养物质，这样的做法并不科学。一般来说，1 岁以内的宝宝都不建议喝鲜牛奶。还有一些家长听说羊奶、骆驼奶营养更好，还不容易引起宝宝过敏，所以会选择这两种奶作为母乳的替代品。其实，不管是羊奶还是骆驼奶，虽然成分各有特点，但都不是很好的母乳替代品。而且有的时候，还需要看宝宝的接受程度和当地的饮食习惯。

在开始添加辅食之后，甚至在婴儿出生的第二年，

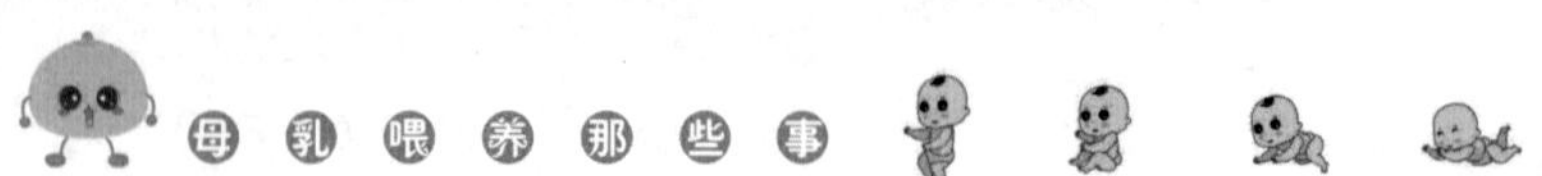

500ml 的乳汁仍然可以提供婴儿一天所需蛋白质的 1/3 以及部分维生素和免疫物质，添加辅食不是离乳的信号，请继续母乳喂养到宝宝自然离乳吧。

3. 来月经了还可以喂奶吗？

在东西方文化传统中，人们认为月经是不洁的，来月经的女性也被认为不应该接近婴儿，更不应该继续为其喂奶。那么，这种传统观念正确吗？来月经了还可以喂奶吗？

当然可以！哺乳期恢复月经是正常的生理现象，我国妇女产后平均月经恢复时间约为 6 个月，不同的人月经恢复时间不同，受到年龄、产次、是否纯母乳喂养、采取避孕措施、民族等因素的影响。世界卫生组织建议纯母乳喂养 6 个月，添加辅食后继续母乳喂养至 2 岁或以上。而产后 6 个月，多数妈妈都已经恢复了月经，可见来月经后完全可以继续母乳喂养。

◎ 月经期间乳汁的营养价值会变化吗？

有很多人认为哺乳期间来了月经，母乳就变得没有

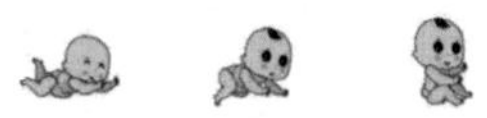

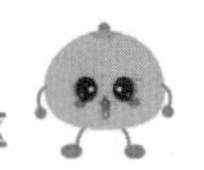

营养了，甚至有人认为月经期间的母乳会对宝宝产生不良影响。事实是怎么样的呢？

母乳成分不会因为母亲月经来潮而发生很大变化，在婴儿出生的第二年，500ml 的乳汁仍然可以为婴儿提供一天所需蛋白质的 1/3 以及部分维生素。月经期间的奶水仍然可以满足宝宝生长发育所需的营养，且含有不可替代的抗体。另外，恢复月经的妈妈，她们的宝宝多数都已经开始添加辅食，固体食物的摄入也能满足孩子一定的营养需求。

现在有很多机构提供所谓乳汁成分检测的项目，很多妈妈因为担心来月经后的母乳营养价值会降低，认为这样的项目很有价值。其实，乳汁成分并没有特定标准，每个人都可能不一样，这样的检测并没有任何价值。联合国儿童基金会早在 2016 年就已经提出过“不推荐以任何理由来检测母亲乳汁的营养成分”。

◎ 月经期间乳汁的量会改变吗？

恢复月经不可避免地会对妈妈的激素水平产生影响。由于激素水平的变化，哺乳期女性恢复月经后，泌乳量有可能会微微减少，月经结束便会恢复。另外，有研究表明，从生理周期的中间开始直到月经的第三天，每天补充 500—1000mg 剂量的钙和镁，可能会有助于把乳汁供应量的损失降到最低。同时，增加水的摄入，也有助于乳汁量的维持。因此，为了能够满足婴儿的营养和食物需要量，月经期间妈妈们仍要坚持亲喂，保持泌乳量。

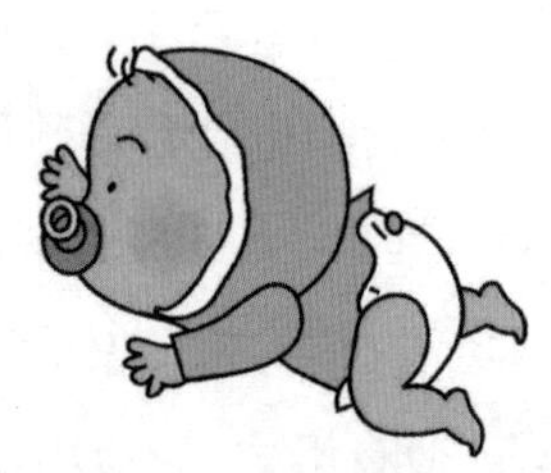

第三节　疾病与母乳喂养

1. 哺乳期可以做影像学检查吗？

◎ 一般检查

大部分常规体检在哺乳期都是安全的，包括 B 超、X 光（包括全身任何部位）、CT/MRI 平扫（包括全身任何部位）、正电子放射断层摄影（PET）、红外线检查等。胸片、常规 CT 检查释放的电离辐射都是处在安全范围内的，不会使乳汁的成分发生变化，即使直接对乳房进行 X 光检查也不会对乳汁产生任何影响。

妈妈做完检查后可以立即喂奶，这些检查不会使辐射在乳房内蓄积，因此既不会使乳汁出现异常影响到宝宝，也不会使乳汁的分泌减少。但做乳房的检查时，充满乳汁的乳房可能不利于医生观察，医生会建议妈妈排

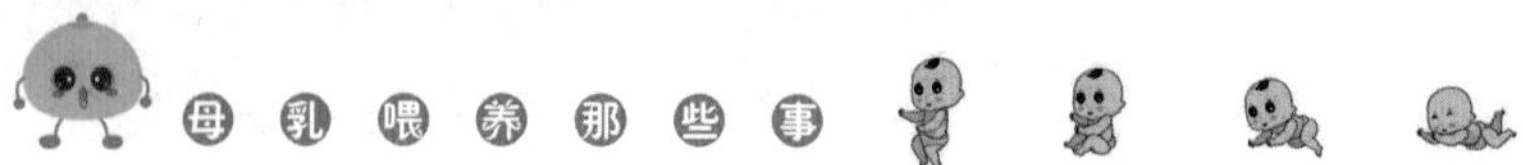

空乳房后再做检查。在检查时可以带着宝宝一起，喂完奶之后立刻去检查，以便于医生观察结果，提高检查结果的准确性。

◎ 造影剂安全吗?

对于哺乳期妈妈来说,绝大部分造影剂都是安全的,比如硫酸钡、马根维显溶液、丁酰碘番酸、含钆剂、含碘剂等。因为这些造影剂虽然能够进入乳汁，但它们的口服生物利用度非常低，也就是即使出现在乳汁中，婴儿吃到这样的乳汁，进入婴儿体内的造影剂量很有限。并且其通过口服进入人体后，能够吸收进入循环，进而对人体产生影响的量也非常少。

CT/MRI 增强时对哺乳造成影响的造影剂少之又少,比如锰福地吡三钠,因为它会使母乳中锰含量迅速升高,并被宝宝吸收入体内。一般建议做完检查后至少 4 小时再哺乳。当哺乳期妈妈做 CT/MRI 增强时，谨慎起见，可以询问医生造影剂是什么，然后查出这个药物的口服生物利用度、平均乳汁浓度等信息就可以判断是否可以立即哺乳了。如果考虑会对哺乳有影响，可等 5—10 个半衰期后再哺乳。

◎ 放射性检查能做吗?

如果是需要注射造影剂或者放射线同位素的检查，谨慎起见，需要在医生的指导下，根据药物的半衰期暂时停止哺乳，在暂停哺乳期间可以通过手挤乳、用吸奶器等方式排出乳汁，保持泌乳量。

2. 得了乳腺炎还可以喂奶吗?

◎ 什么是乳腺炎?

乳腺炎是哺乳期常见的病症，通常在产后前6周发生。乳腺炎一般的临床诊断是：局部发红、发热、触痛，伴随38.5℃以上的高热以及全身不适。乳腺炎的诱发因素有：乳头损伤、哺乳次数不频繁、乳头条件差或含接不佳导致乳汁排出不足，母亲或婴儿疾病、乳汁过多、母亲疲劳或压力过大、突然离乳等。此外，如果使用辅助工具进行哺乳（例如乳头保护罩），但清洁不到位，也可能引起乳腺炎。

产后3天左右，很多产妇会经历乳房水肿期，也就

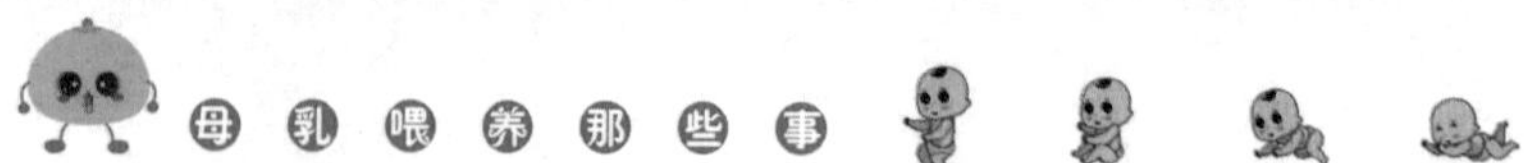

是妈妈们常说的“下奶”的感觉，这是乳房在为大量泌乳做准备，是一种正常现象。此时乳房肿胀不适，但一般没有发热等表现，并非乳腺炎，妈妈可以通过让宝宝频繁吸吮来缓解。

另外，也可以通过反式按压等乳房按摩的方法，帮助宝宝正确地含住乳房进行有效吸吮，从而有效地排出乳汁，为随后而来的大量乳汁提供空间。

◎ 得了乳腺炎怎么办?

如果妈妈出现了发热、寒战、头痛、恶心、呕吐、乳房疼痛、局部发红的症状，那么妈妈可能处在乳腺炎早期。这时妈妈可以坚持喂奶，增加喂奶次数，排空乳房依然是主要的处理方法。如果发热较为严重，超过了

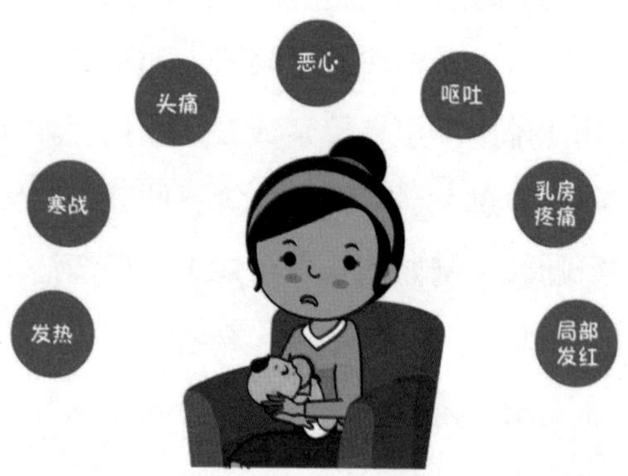

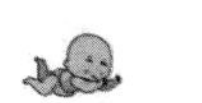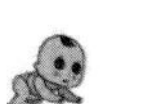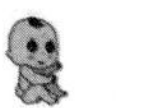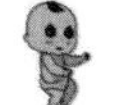

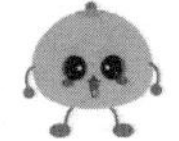

38.5℃，就建议先暂停哺乳，到乳腺科就诊，听取乳腺科医生的意见。但是，乳腺科医生关于乳腺炎期间是否可以继续母乳喂养的建议，有时也并不专业。此时，可以咨询母乳喂养专家，如果可能，请母乳喂养专家与乳腺科医生共同制订治疗和喂养方案。

◎ 乳腺脓肿

如果妈妈乳腺局部出现化脓，则患侧乳房应停止哺乳，用手挤奶的手法或吸奶器将乳汁排出，仍可让宝宝吃另一侧健康乳房的母乳。脓肿是乳房中充满感染物质（脓液）的囊肿，并且脓肿容易发生在乳房表面或乳头附近、乳晕下，如果继续哺乳，婴儿直接吸入感染物质，发生疾病的概率也会大大提升。

此时，妈妈应该尽快到乳腺科就诊，让乳腺科医生帮助解决脓肿的问题。如果需要使用药物，也可以向医生表达自己继续母乳喂养的意愿，请医生帮助选择合适的药物，或者采用局部用药的方法来降低药物对婴儿的影响。

第四节　乳头凹陷与母乳喂养

1. 乳头凹陷分几种？

◎ 乳头凹陷一二三

正常的乳头在静止（不受任何刺激）的情况下应该是凸出于乳晕表面的。乳头凹陷就是指乳头在静止（不受任何刺激）的情况下不凸出于乳晕表面，甚至向内凹陷的现象。女性乳头凹陷的发生率为1%—2%，通常为双侧，也有仅发生于一侧的。乳头凹陷不仅影响乳房外形美观，而且由于凹陷乳头易积存污垢或油脂，还会造成感染或异味。

乳头凹陷一般是由先天发育引起的，如乳腺管短缩、部分组织纤维化挛缩、乳头平滑肌发育不良等。其中乳腺管短缩和组织纤维化挛缩是引起乳头凹陷的主要原因。

继发性乳头凹陷（后天性乳头凹陷）是由于乳头受乳腺内病理组织牵拉或被胸罩、束胸等压迫所引起。多见于炎症、肿瘤等疾病，侵犯乳房的导管、韧带、筋膜等，使这些导管、韧带、筋膜收缩所致；不合理的束胸或穿戴过紧的胸罩多发生在青少年时期，因胸部紧束，血液循环不好，导致乳房发育不良而形成乳头凹陷。

◎ 乳头凹陷分几类?

根据凹陷的程度，乳头凹陷分为三种：轻度假性凹陷；重度假性凹陷；真性凹陷。

轻度假性凹陷是指乳头部分凹陷，乳头颈存在，能轻易用手将乳头挤出，挤出后乳头大小与常人相似。在哺乳前通过手动刺激乳头，可使其凸出，一般不会对哺乳造成影响。并且，在成功哺乳一定时间后，轻度假性凹陷可以被纠正。

重度假性凹陷指乳头全部凹陷在乳晕中，但可以用手挤出乳头，用手挤出后较正常为小，多没有乳头颈部。重度假性凹陷在适当刺激乳头后仍然可以使乳头凸出，对哺乳的影响较小；若妈妈的乳晕部分延展性良好，宝

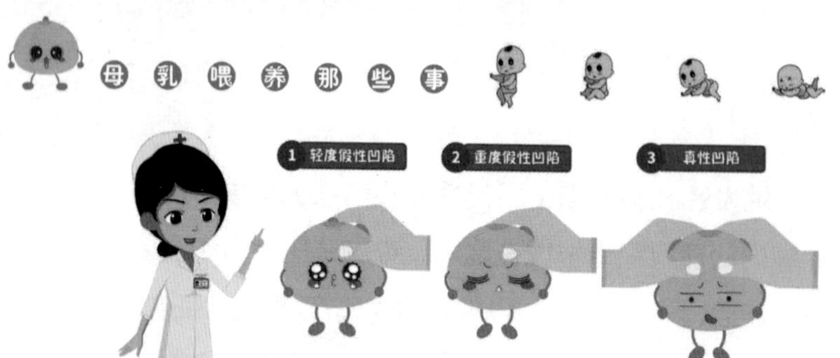

宝依然可以完成良好的含接。

真性凹陷指乳头完全埋在乳晕下方，呈火山口状，无法用手或吸奶器将其挤出。真性凹陷可能伴有分泌物异味。真性凹陷导致宝宝含接乳头困难，会对哺乳造成影响。但乳晕部分延展性良好的妈妈，或借助适当的工具，依然能够成功实现母乳喂养。

2. 乳头凹陷的妈妈怎样喂奶？

正常的乳头是凸出于乳晕表面的，并且有一定的延展性，婴儿在吸吮时可以将乳头深深地含入口中。凸出且有弹性的乳头在婴儿的口腔中像一个“触发器”，婴儿含接到这样的乳头就能够触发吸吮。通过超声观察到，在母乳喂养时乳头在婴儿口中有一定的拉长，可达到5mm 左右，顶点达到婴儿的软硬腭交界处。

同时，乳腺管在很小的压力下就会发生压缩和塌陷。而婴儿遇到扁平或凹陷的乳头，可能会使用更大的吸力来作为弥补，导致乳腺管塌陷和阻塞，反而使得乳汁流量变小，婴儿感到挫败。这些原因都使得乳头凹陷的妈妈母乳喂养失败的概率大大增加。

◎ 乳头凹陷怎么办？

那么，乳头凹陷就无法成功实现母乳喂养了吗？当然不是。

假性凹陷乳头可在产后进行纠正。可采用乳头伸展练习法、注射器抽吸乳头法、乳头吸引器等方法。通过物理挤压或负压牵拉的方法刺激乳头，使其凸出，有利于婴儿含接和吸吮。而经过几天的亲喂和吸吮后，假性

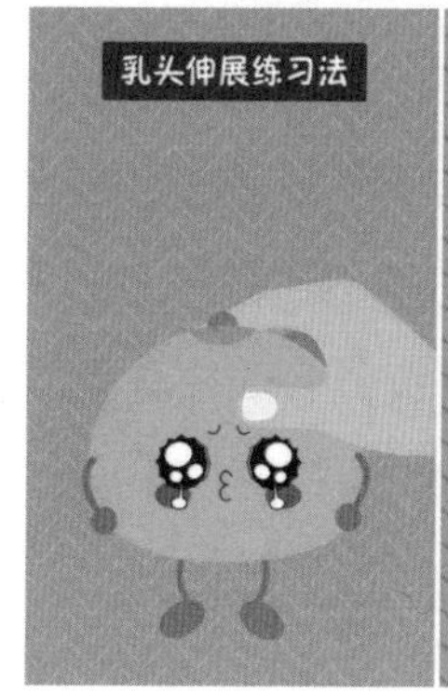

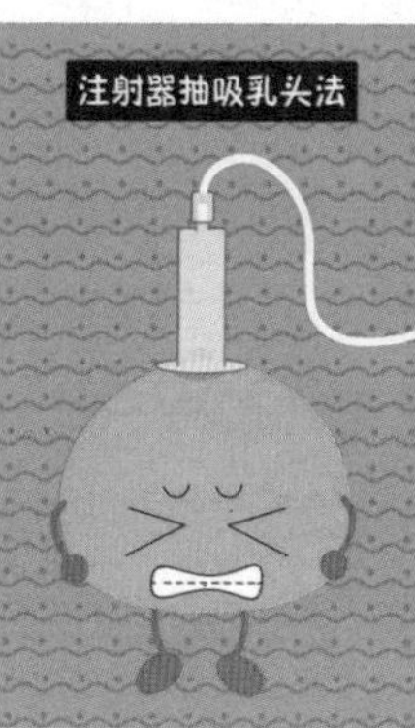

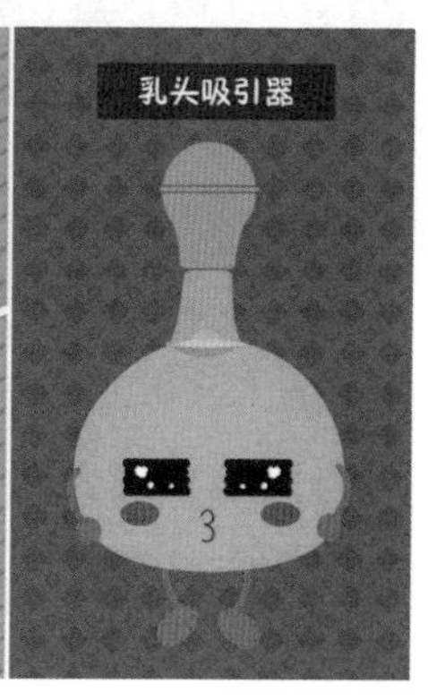

凹陷的乳头可以得到完全的纠正。但同时，妈妈们也要注意，过度使用矫正器有引起乳头损伤和乳腺炎的风险。

轻度假性凹陷建议亲喂，重度假性凹陷可亲喂或使用吸奶器，而真性凹陷乳头建议使用乳头保护罩进行亲喂。对于真性乳头凹陷的妈妈，可以使用“汉堡式喂养”，使婴儿含接住妈妈的乳晕来进行吸吮。此时检测好婴儿的尿量和体重，也可能成功实现母乳喂养。任何时候，亲喂所能带来的益处都是吸奶器和手挤奶不能替代的。

◎ 乳头保护罩

使用乳头保护罩时需要注意以下几点：①选择凸出部分直径和长度都合适的尺寸，使妈妈和婴儿都能感到舒适；②使用过程中应该注意乳头保护罩和乳房部分贴合良好，以形成负压，顺利排出乳汁；③要随时关注婴儿的小便和体重增长情况。

当然，乳头凹陷的妈妈如果能够得到专业人员的帮助，对于母乳喂养的成功是至关重要的。如果所在社区或生活区域的周围有母乳喂养门诊，建议务必前往就诊。妈妈们需牢记，乳头的延展性比乳头的形状更加重要，延展性良好的乳头是实现成功母乳喂养的利器。

第五节　妊娠与母乳喂养

1. 怀孕了还可以母乳喂养吗？

怀孕了可以继续母乳喂养吗？当然可以！正常情况下，妈妈在孕期及产后同时哺乳两个宝宝是可以的。

哺乳期怀孕的概率会降低，但是并不代表不会怀孕。而怀孕也被很多人认为是停止哺乳大宝的信号，认为孕期继续哺乳对大宝和胎儿都会有不良影响。但是，实际上在孕期继续哺乳不但可以满足大宝营养需求，而且能避免大宝心理上的不适应，并没有证据显示在正常怀孕过程中哺乳会损失掉未出生宝宝必需的营养。

也有人认为，宝宝的吸吮会引起催产素的释放，从而引起宫缩或先兆流产。但是，宝宝吸吮引起的催产素释放，其水平相较于性生活引起的催产素释放要低很多，而孕中期维持一定频率的性生活被普遍认为是安全的。

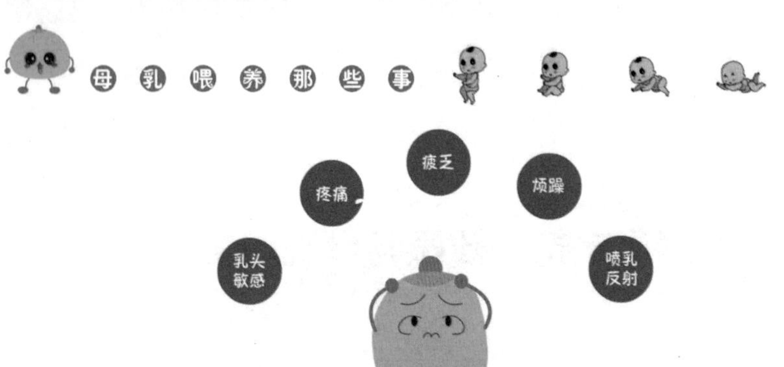

孕期哺乳也会有些不适，如孕早期可能出现乳头敏感、疼痛、疲乏、烦躁等现象，喷乳反射时可能引发孕吐。

◎ 怀孕对乳汁确实有影响

由于激素水平的影响，怀孕后的大多数妈妈会出现乳汁供应量下降，如果吃奶的宝宝还不满1岁，要观察其体重增长情况来判断其是否吃到了足够多的乳汁。孕末期乳房中会有初乳分泌，母乳的味道也会发生改变，大宝可能出现不适应，但对继续哺乳并无影响。

如果没有先兆流产的症状，可以在整个孕期坚持母乳喂养大宝，一直到小宝出生，并在小宝出生后一起喂养，直到自然离乳。若妈妈有自然流产史或哺乳时发生宫缩或阴道流血，或因哺乳体重发生严重下降，则建议暂停哺乳并及时就医。

2. 孕期哺乳注意点

孕期需要额外的休息。孕期哺乳时以躺下的姿势来给宝宝喂奶有助于获得额外的休息。可布置一间符合宝宝安全要求的房间，妈妈躺在地上的垫子或者板床上喂奶，待宝宝吃完奶，妈妈就可以继续休息。有些妈妈在怀孕期间乳头可能会变得敏感，仔细地调整宝宝吃奶的位置会有相应改善。拉玛泽呼吸法可以帮助改善乳头敏感度提高而引起的不适。如果给宝宝喂奶时感到疲惫，呼吸技巧也可以带来帮助。如果宝宝足够大、能沟通，可以告诉宝宝吃奶的时候轻柔一点或者少吃一会儿，这样有助于保护敏感的乳头并缓解疲劳感。

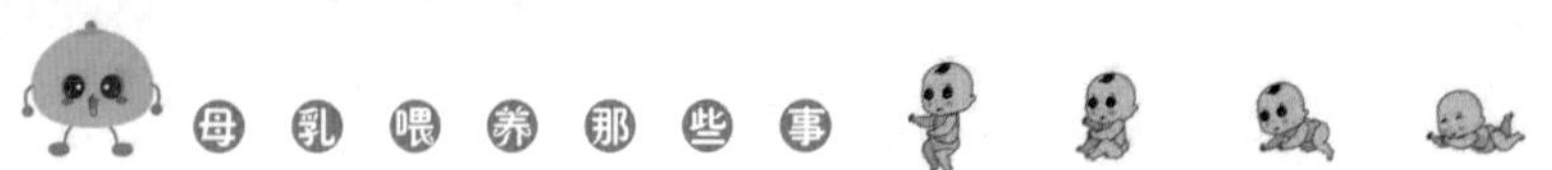

第六节　千变万化的乳汁

1. 什么是锈管综合征？

产后头几天有些妈妈会发现自己的乳汁是粉红色、棕色、橙色或铁锈色的，妈妈们称这种乳汁为“血奶”。除此之外，宝宝吐出的乳汁中也可能含有血色，这也是很常见的现象。这种现象通常是由乳腺血管充血或陈旧性出血造成的，这种现象叫锈管综合征。

造成锈管综合征的原因，主要是孕期乳腺管快速生长，造成导管壁渗血，而乳汁排出的同时将这些陈旧性出血从

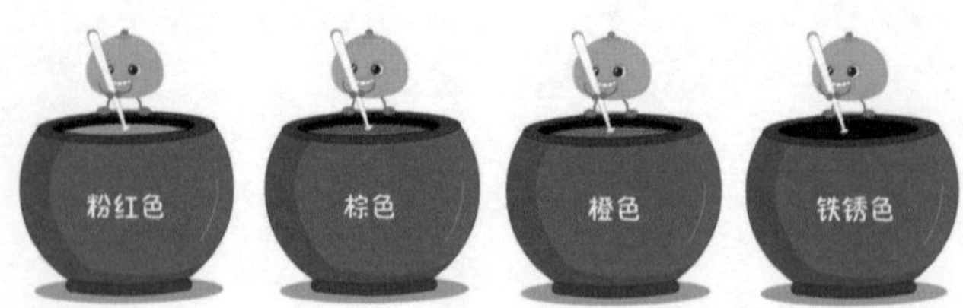

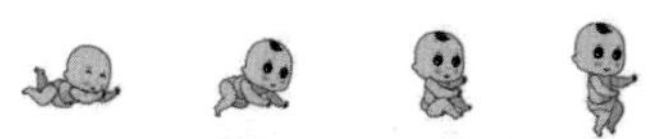

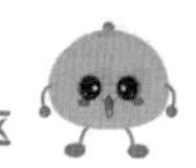

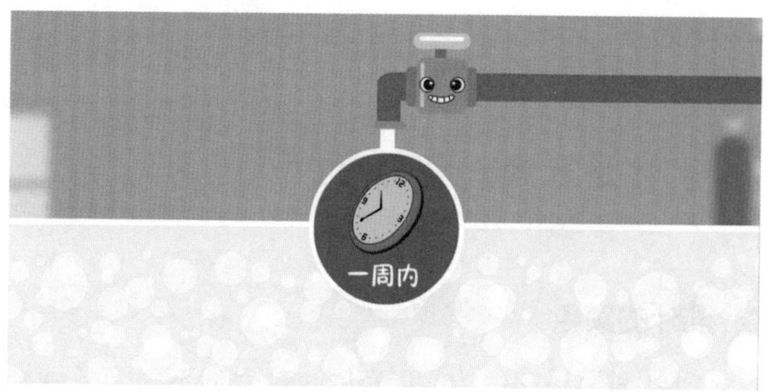

乳腺管中一起带出来，就如同生锈的水管里流出的水一样。宝宝吐出带有血色的乳汁，也有可能是由于乳头损伤，或分娩过程中宝宝吃到部分母血而引起的。这种现象通常会在一周内消失，可以继续母乳喂养。

◎ 注意点

如果一周后乳汁变色依然存在，妈妈需要及时至乳腺科就医，排除乳头或者乳房受伤（乳头破裂或乳房外伤）、乳腺管内乳头状瘤或乳腺癌等状况。

如果是乳头或乳房外伤导致，则无须担心，乳汁与血液的化学成分差别不大，只是组织方式区别较大。但如果有乳腺癌的可能，则要尽快诊治，母乳喂养与否就不是首要考虑的问题了。同时，粉红色乳汁需要格外注意，除异常出血外，还要排除感染的可能性。

2. 乳汁是五颜六色的吗？

◎ 乳汁的颜色

母乳通常是白色的，但有时也会呈现不同的颜色。同一次哺乳的早期和晚期，乳汁的颜色也可能有差异。哺乳早期的乳汁含有乳糖多一些，乳汁颜色会更清淡透明一些，哺乳晚期的乳汁含有脂肪高，乳汁颜色会更白更浓稠一些。同样，不同时期的乳汁，颜色也会有差异。

初乳或过渡乳可能因胡萝卜素的含量较高而呈偏黄或橘黄色；初乳可能是清透的亮黄色、橙色 / 粉红色、

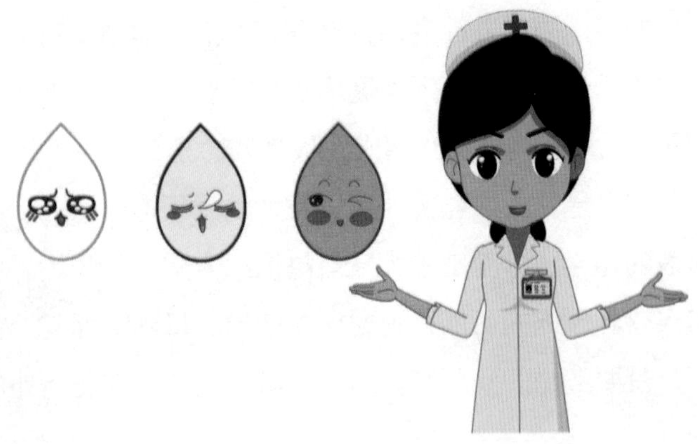

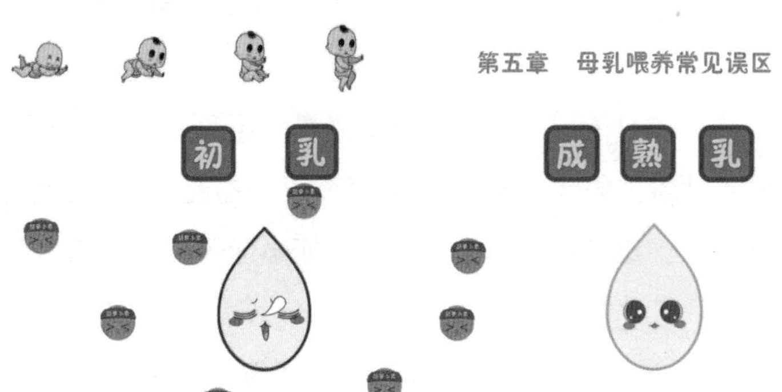

浅杏色，甚至深棕色。

成熟乳在光线下有时会呈现出蓝色，这可能和酪蛋白有关。

◎ 饮食的影响

妈妈在服用了一些食物、中草药、维生素、药物或饮料的情况下，乳汁的颜色也会发生变化。

妈妈吃了太多黄色、橘色的蔬菜，比如胡萝卜、南

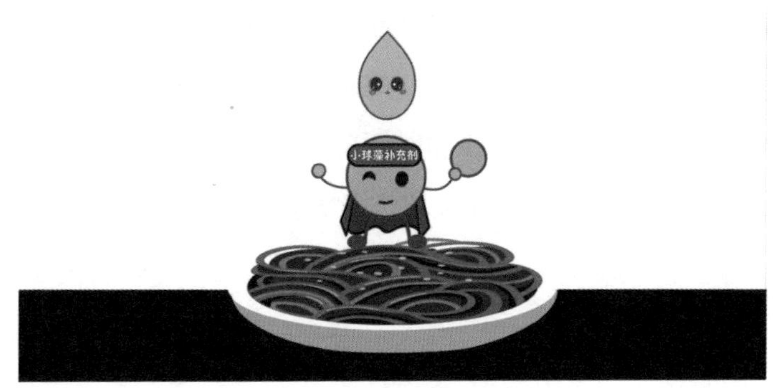

瓜等，就可能导致乳汁变黄。当妈妈患乳腺炎、离乳期间乳汁颜色和成分也会发生改变，类似初乳，变成黄色。妈妈大量进食海藻等绿色食物，如小球藻补充剂则有可能会让乳汁偏绿。

另外，如果妈妈吃了很多颜色重的深红色食物，比如甜菜根（红头菜）、红心火龙果等，乳汁就可能呈现粉色。有时候也会因为乳头破损，乳汁中混有妈妈的血液而呈现粉色。乳头外伤可能会让乳汁变成粉色，但也可能是乳房感染导致的。如果有黏质沙雷菌定植，乳汁可以变成明亮的霓虹灯样粉红色。妈妈如果挤出粉红色的乳汁，应该及时就医。

◎ 带血的乳汁

母乳喂养是非常自然的一件事，如果不是用吸奶器吸出来，很多妈妈根本不会注意到乳汁颜色有改变。大多数情况下，乳汁颜色改变都不需要太担心。妈妈们需要多留意的就是乳汁带血的情况，如果乳汁里持续长时间混有血液，排除了乳头裂伤等情况后建议及时就诊。

第六章

特别的爱给特别的你

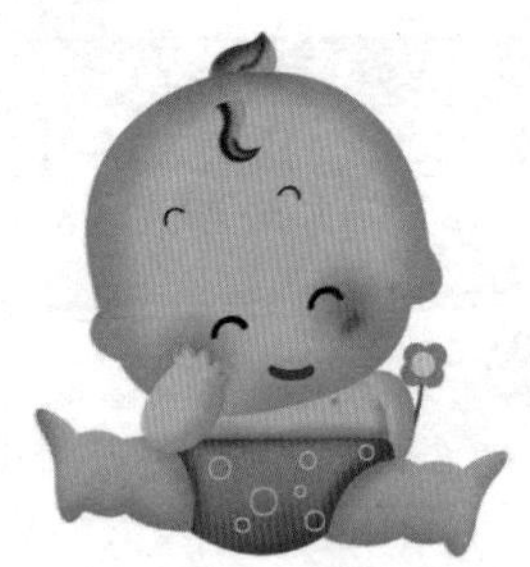

第一节　早产与母乳喂养

1. 超级母乳

母婴分离和早产是造成母乳喂养失败的重要原因之一。但是母婴分离和早产并不必然造成母乳喂养失败，通过努力，早产妈妈也是可以成功实现母乳喂养的。早产母乳的营养价值和生物学功能更适合早产儿的需求，国外研究发现早产母乳中的蛋白质含量并非一成不变，不同孕周的母亲或同一母亲在不同泌乳期乳汁中的蛋白质含量均存在明显差别。

早产儿妈妈初乳的分泌时间更长，含有更高的分泌性免疫球蛋白、寡聚糖、乳铁蛋白、表皮生长因子、白细胞介素等生物活性物质。母乳中含有的蛋白质也要比足月儿妈妈乳汁高，可降低宝宝呼吸道、消化道感染的发生率，帮助宝宝神经系统发育，可谓是“超级母乳”。

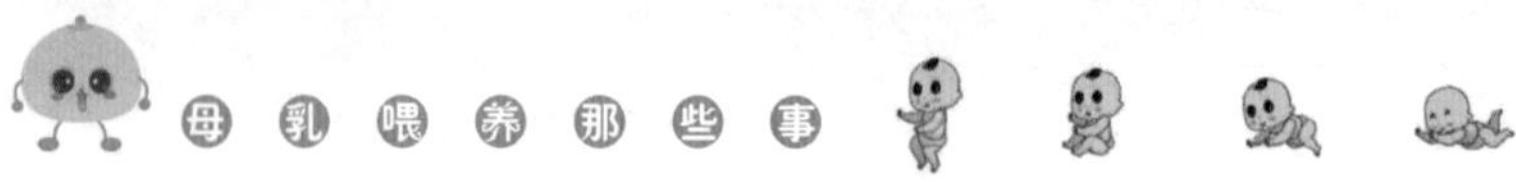

初乳中还含有脂肪酶，这是一种能让宝宝更有效消化脂肪的酶。母乳喂养的早产儿感染概率低，而这种感染在用母乳替代品喂养的宝宝中很常见。宝宝在发展其尚不成熟的免疫系统的过程中，妈妈的乳汁将为宝宝提供免疫保护。

2. 母婴分离期间母乳喂养

母婴分离期间，妈妈要做的就是维持泌乳和有效储存、转运乳汁，以便在宝宝回到身边后能够满足其乳汁需求。维持泌乳的方法有手挤乳和用吸奶器两种，在产后早期手挤乳的方式能够更加有效地排出初乳，之后使用吸奶器与手挤乳相结合的方式能够更快地实现稳定的泌乳。

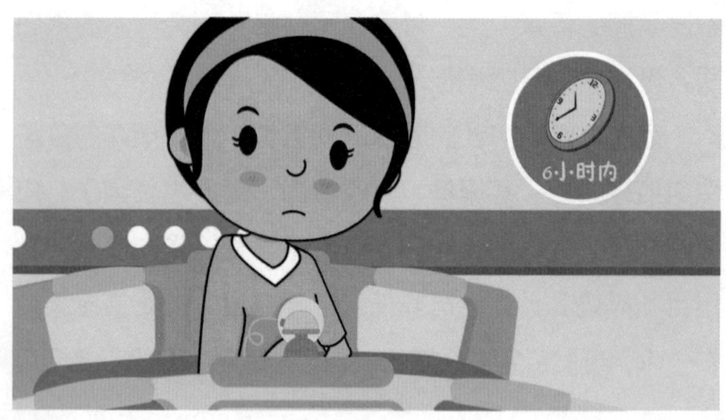

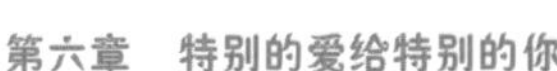

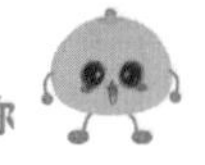

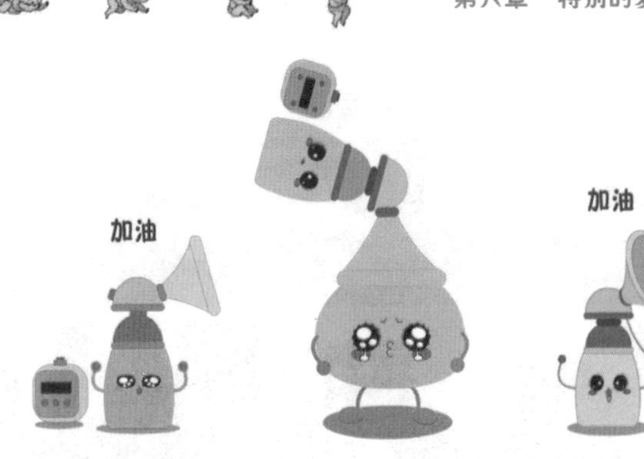

频繁有效的刺激是维持泌乳的关键。建议早产妈妈分娩后6小时内（最好是产后1小时）尽早开始吸乳，每天8—12次吸乳，每次每侧15分钟左右，夜间最长间隔不要超过5小时。这样做能够使得妈妈的泌乳素维持在较高的水平，泌乳量能够得到较好的提升。母婴分离期间，应使用正确的手挤乳方法，注意轻柔快速与深慢

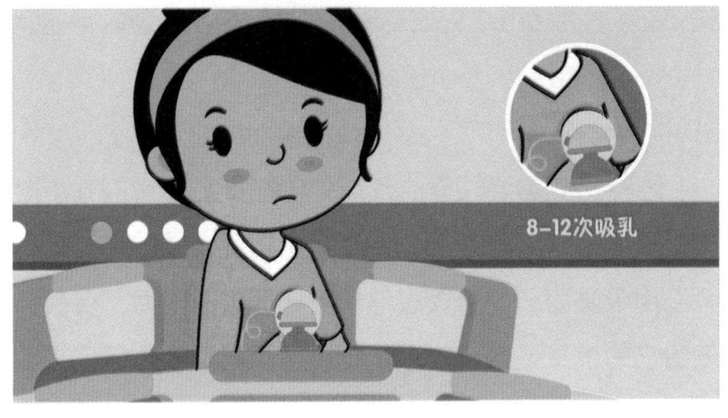

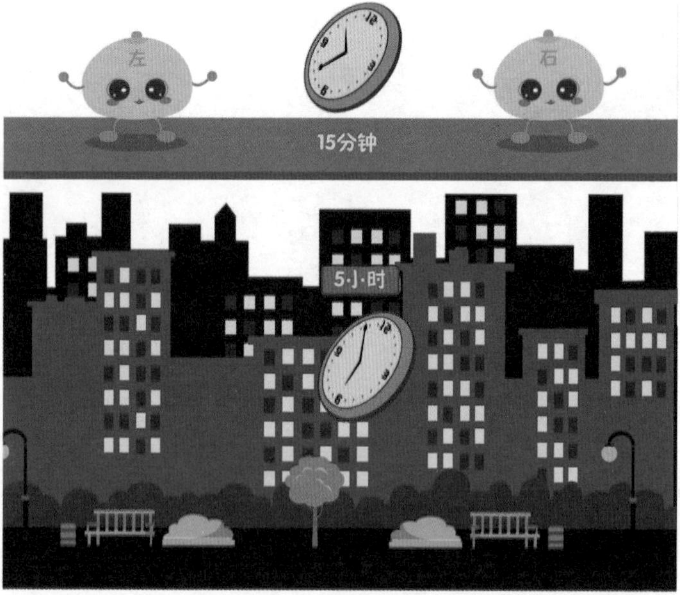

刺激，即刺激模式与吸奶模式相结合，模拟婴儿吸吮模式，能够对乳房形成有效刺激，达到维持泌乳量的目的。

◎ 注意事项

维持泌乳需要注意的几点：①在产后最初的6小时内，采用手挤乳的方法，更易挤出初乳；②出院后吸乳可以用吸奶器，使用双边电动吸奶器省时省力，有研究表明它的效果是最佳的；③可以通过记录吸乳日记来掌

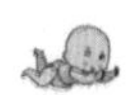
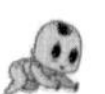
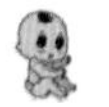
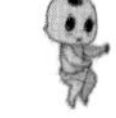
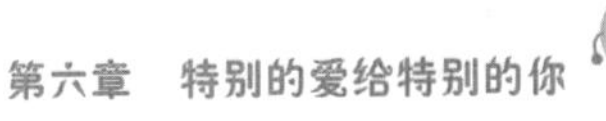

握每天的吸奶时间和奶量，方便妈妈和医护人员评估泌乳情况。

不论是直接喂还是吸出来再喂，母乳喂养对妈妈和宝宝的益处都是无可替代的。随着乳汁的流动，妈妈会感觉到爱的涌动，这有助于增进亲子关系；当妈妈为宝宝吸奶或直接哺乳时，妈妈分泌的激素能增强与宝宝的亲密感，这种亲密感将有助于妈妈和宝宝克服日后的困难。

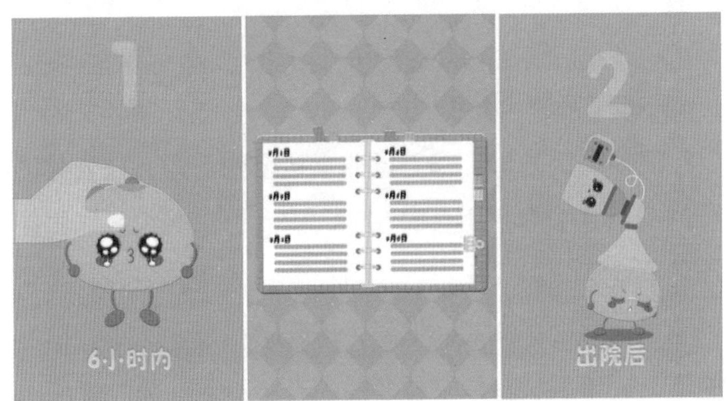

第二节　外出与母乳喂养

1. 公共场所怎样哺乳？

◎ 哺乳是妈妈的权利

很多人认为母乳喂养是非常私密的行为，在公共场所进行母乳喂养是不合时宜的。因此，也有很多妈妈在哺乳期会尽量减少出行，毕竟在公共场所解决哺乳需求并不是十分简单的事。但是，母乳喂养是一件十分自然的事，近年来，有越来越多的人开始接受在公共场所进行母乳喂养。妈妈们有必要学会一些在公共场所哺乳的技巧，而且不应该因为在公共场所哺乳而感到羞耻，只要找到合适的场地、使用适当的盖巾，就可以实现自由地在外哺乳。

◎ 行使权利也要注意方法

哺乳时首先考察周围环境，观察是否有适合哺乳的场所，首选在母婴室哺乳。母婴室，也称作母乳喂养室，在欧美国家称作 Baby Care Room 或 Parent’s Room，是体现现代文明城市人文关怀的重要标志性公共设施。

母婴室通常建设于大型公共场所，如商业综合体、交通枢纽、医疗机构、游乐场馆、文体教育场所等，以便于携婴父母出门在外照料哺乳期婴儿，进行护理、哺乳、喂食、备餐等。近年来，我国母婴室建设也得到广泛关注，且在母乳喂养意识逐渐提升、鼓励父亲参与育儿的公共环境下，“让公共场所标配母婴室”正逐步走向成熟与完善。

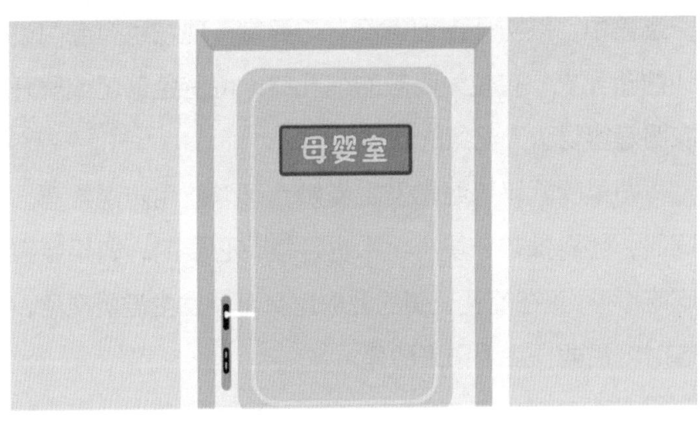

若没有母婴室，妈妈们就需要采取一些措施来保护自己的隐私，也避免自己和其他人感到尴尬。妈妈们应该尽量选择安静舒适的空间进行哺乳。在哺乳过程中可以使用哺乳巾保护隐私，可以在家人的帮助下哺乳。

2. 宝妈外出游玩必备神器

既然妈妈们在公共场所也有哺乳的权利，那么妈妈们外出时需要做哪些准备呢？

◎ 哺乳妈妈的穿着

哺乳期的妈妈外出时可以选择哺乳比较方便的衣服，比如宽松的 T 恤衫或衬衫。使用哺乳文胸，并尽量准备一条盖巾，以防外出地点没有母婴室。现在也有专门设计的哺乳衣，有较为隐蔽的哺乳口，可避免撩起或解开衣服等容易引人注意的动作。

如果哺乳妈妈经常发生溢奶，可以使用防溢乳垫。同时，随身携带一块小毛巾也是很有必要的，如果宝宝吃吃停停，正在哺乳一侧的乳房也有可能发生溢奶现象，这时就需要一块毛巾来清理。

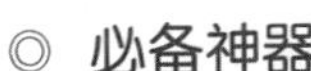

◎ 必备神器

每个妈妈都有一个妈咪包，那妈咪包里都放些什么呢？无论带不带宝宝出门，纸巾、湿巾、小毛巾等都是必要的。如果妈妈自己出门，需要准备吸奶、收集和储存的工具，包括吸奶器、储奶袋（或储奶瓶）、冰包等；出门携带的吸奶器可以选择手动或使用电池的款式，这样就不用受到电源的限制。

如果带着宝宝出门，除了宝宝的尿片、湿巾和口水巾等，还需要携带宝宝背巾（或其他可以将宝宝支撑在胸前的工具）、哺乳巾等，方便在公共场合进行安全、舒适的母乳喂养。合适的背巾可以解放双手，也让宝宝更加贴近妈妈的身体，促进亲子关系，极大地改善外出体验。

第三节　离乳与母乳喂养

1. 离乳时机

如果有机会，大多数宝宝会一直吃奶到他们长大了自然而然不需要再吃为止。有研究认为灵长类动物（包括人类）的断奶时机，应该根据子代的体重增长来进行判断，当子代的体重增长到出生体重的 4 倍，或成人体重的 1/3 时，就是合适的离乳时机。无论以哪种方式计算，人类婴儿的断奶年龄基本是在 2.5—6 岁之间。

有趣的是，人的免疫系统也在 6 岁左右完善，说明在人类近期的进化过程中，母乳提供的主动免疫功能会一直提供到孩子 6 岁左右。

数据显示人类幼儿生来需接受母乳和母乳喂养的所有益处的时期最少为 2 年半，而适当的上限为 7 年左右。物竞天择的自然规律偏向于那些拥有强劲的基因蓝图的

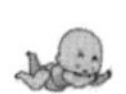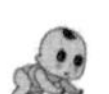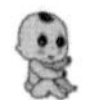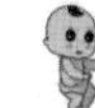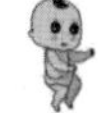

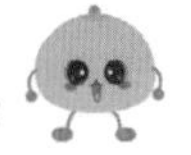

幼儿。这种蓝图使他们在出生后持续数年母乳喂养，并且在整个周期里吮吸母乳的欲望保持强烈。现今人类社会可以通过改善后的成人食物来满足儿童三四岁以后的营养需求，工业化社会可以通过抗生素、疫苗和改进的环境卫生来弥补一些（不是所有）母乳喂养的免疫学益处。但是幼儿在身体、感知和情感发育方面的需求仍在。卫生保健专家、家长以及一般公众应该知晓 3—7 岁之间是孩子断奶的较合适的时间。

自然离乳最佳时间没有标准答案，应在综合考虑宝宝和妈妈情况的基础上做出决定。但过早离乳可能增加宝宝的患病风险，也会使宝宝在婴幼儿期的自然吸吮欲无法得到满足，增加宝宝成年后发生心理问题的概率，同时也会增加宝宝发生口腔咬合问题的概率。

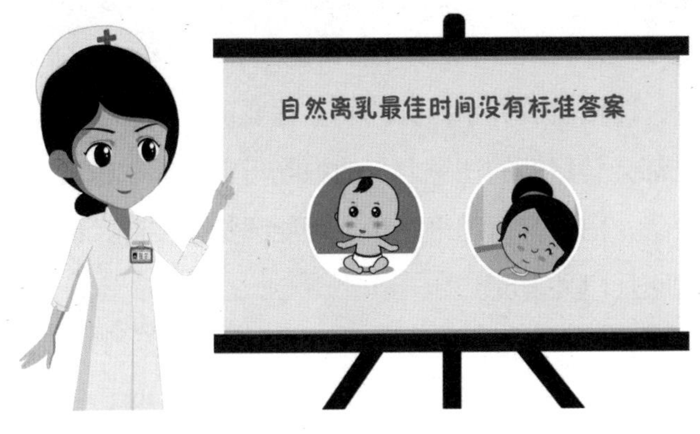

2. 常见回奶方法，拒绝暴力回奶

从宝宝第一次吃下或喝下除了妈妈的乳汁以外的其他东西——甚至也许从宝宝第一次吸吮妈妈乳房以外的其他东西——离乳过程就开始了，到宝宝最后一次吃奶时结束。这意味着离乳可能需要几天、几周、几个月或几年的时间。

◎ 自然离乳

自然离乳是有迹可循的，大部分的孩子如果让他自然断奶，可能会在 2 岁左右或者三四岁甚至有时候更大，到了最后要么白天就不吃，只是夜里吃，要么睡觉前或者刚睡醒吃的那一顿比较长。如果一个孩子 1 岁以前一天吃 8—12 次，到了 1 岁左右可能是 6—8 次，有的时候更少，慢慢就放弃了白天的奶。他要玩，或想学东西，这些都会转移他的注意力，他想吃母乳的需求也就自然减少了，白天吃得越来越少，可能睡觉前要吃，醒了以后要吃几口又去玩。

◎ 引导离乳

除了自然离乳之外，特殊情况时也可以采用一些人工干预，达到快速回奶的目的。溴隐亭是比较常见的回奶药，其副作用是恶心、呕吐、头痛、眩晕。因其副作用比较明显，目前临床已经较少应用。

中药回奶方包括芒硝外敷和炒麦芽代茶饮。芒硝外敷主要是消肿，炒麦芽代茶饮则比较方便，且回奶过程中仍可以哺乳，但其饮用量目前尚未有统一说法。

妈妈可以通过药物辅助来应对离乳过程中发生的不适现象，对宝宝来说也可以采用循序渐进的方式进行离乳，在离乳的过程中要关注宝宝的需求。如果妈妈用了多种方式来试着分散宝宝注意力或给予安慰时，宝宝还是烦躁、哭闹或坚持要吃奶，这可能表示离乳对他来说进行得太快了，妈妈应该换一种不同的策略试试。

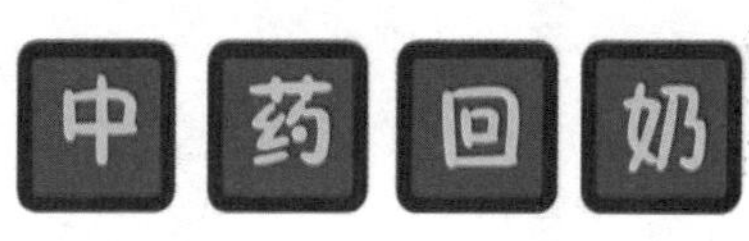

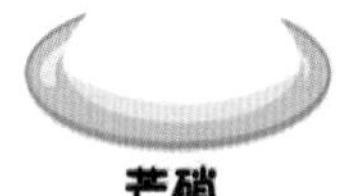
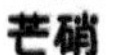

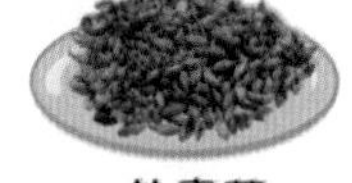

表示离乳进行得太快的征兆还有行为上的改变或退化，如口吃、半夜醒来、变得更为黏人、最近才有或较以前更加害怕分离、咬人等，之前从未发生过的行为，以及身体上的症状如肚子痛和便秘。

◎ 暴力回奶

“暴力回奶”是指在做出离乳决定之后，不对乳房进行任何缓解不适的措施，选择突然离乳，硬生生让肿胀的乳房自行吸收。

突然离乳不仅会带来妈妈身体上的不适和急性乳腺炎的风险，还可能对宝宝造成情感创伤。因此非常不建议。

如果因为特殊原因，突然离乳无法避免，那么以下方法可以从不同程度减轻妈妈的不适感：穿戴能提供支

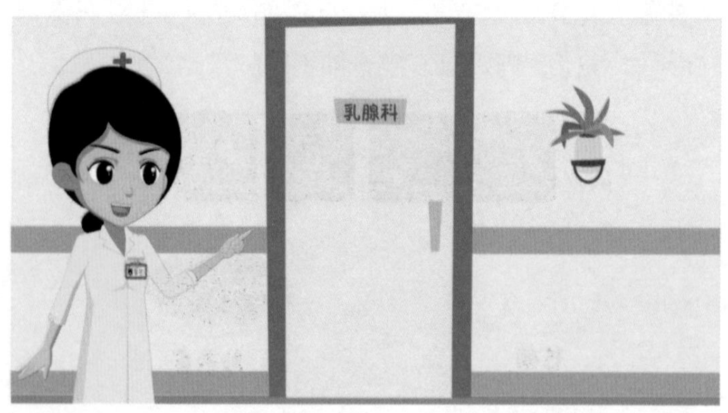

撑的结实胸罩（可能需要比平常穿戴的大一号）；减少盐分的摄取，但不限制液体的摄入；定时挤出一部分奶，以能够缓解不适为宜。逐渐减少挤奶的频率会使妈妈的奶量缓慢下降。

2. 断奶后要排残奶吗？

◎ 真的有“残奶”吗？

其实，在医学上并没有残奶的概念。大家所说的“残奶”，是断奶后一段时间仍然能从乳头中挤出少量乳汁，这是很正常的现象。因为停止母乳后，乳腺管内的乳汁不会马上消失，而是随着人体细胞的代谢而逐渐被吸收，这个过程的长短个体差异比较大，有的妈妈只需要几个月，但有的妈妈可能需要几年。

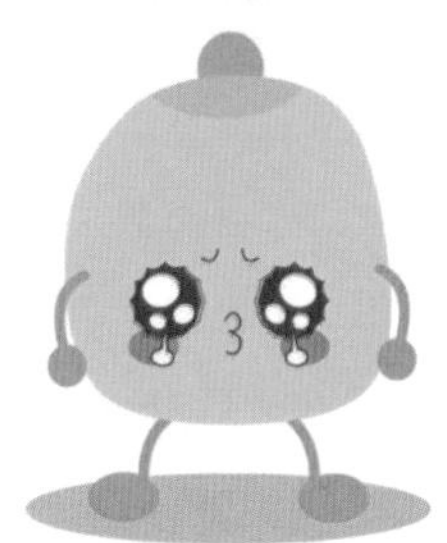

在不再排出乳汁的 40 天后，乳房的腺体就开始进入退化期，这个过程可能持续十几天，也可能持续几年，离乳一段时间后，

乳腺内有白色粉状或乳白色、乳黄色的膏状分泌物是正常情况，并不需要挤出来。

◎ 排残奶的悖论

我们知道，在乳汁供应稳定以后，乳腺分泌乳汁量的多少是由排出量的多少决定的。也就是增加乳汁排出量，奶量就会越来越多；逐渐减少乳汁排出量，奶量就会越来越少。离乳是一个减少刺激和乳汁排出量而使奶量慢慢减少的过程，而“排残奶”的过程则是排出乳汁增加乳房刺激的过程，越排越多，因此不建议排残奶。

另外，关于很多商家宣传时所说的“不排残奶会引起乳腺增生、乳腺癌等疾病”的说法，更是无稽之谈。乳腺癌的高危因素有：月经初潮年龄早（小于 12 岁）、绝经年龄晚（大于 55 岁）、不孕及初次生育年龄晚（大于 30 岁）、哺乳时间短、停经后进行雌激素替代疗法等，遗传因素也是乳腺癌发病的高危因素。另外，一些生活方式与乳腺癌的发病有一定的关系，例如营养过剩、肥胖、高脂饮食、过度饮酒等。而这些都跟“残奶”没有任何关系。

第四节　母乳喂养小插曲

1. 厌奶怎么办？

◎ 什么是厌奶？

一般情况下，宝宝在未满周岁之前都会有一个厌奶期。厌奶期通常出现在宝宝三四个月或更大的时候，此时婴儿的注意力开始不集中，脖子的肌肉也发育到一定程度，可以支撑其头部转动，因此在吃奶时较容易被其他事物吸引。

进入厌奶期以后，宝宝食欲明显降低，最明显的症状就是吃奶量变少了。厌奶期的主要特征是宝宝发育正常，活力充沛，好奇心与日俱增，所以很容易会因为对外界的好奇心而分散吃东西的注意力。

另外，在宝宝乳牙生长阶段，也可能出现第二次厌奶期。这个阶段由于牙龈痛痒，宝宝往往会在吃奶的时候专注于啃咬奶嘴奶头，导致厌奶的现象。通常宝宝的厌奶期都在几天到一个月左右，如果时间太长，那么就要考虑是不是身体有其他异常导致厌奶了。

◎ 怎么应对厌奶？

如果宝宝仅是出现吃奶次数减少和吃奶兴趣降低的状况，生长发育和精神状态都正常，则不用太担心。

这个阶段的宝宝听力和视力都有了极大的发展，容易被其他事物、声、光吸引，建议妈妈选择在安静、色彩单调的房间里哺乳。同时，在喂奶的间隙丰富宝宝的日常活动，满足宝宝生长需要的同时增加能量消耗，从而促进宝宝进食。

不要强迫宝宝喝奶。如强迫宝宝进食，硬把乳头塞到他嘴里，往往会适得其反，令宝宝产生抗拒心理。大可顺

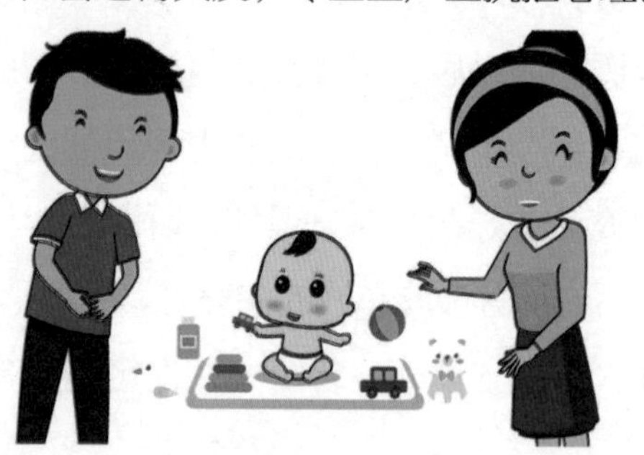

其自然，通过消耗宝宝体力的方式来帮助其恢复胃口，宝宝饿极了或身体需要时自然就会开始吃奶了。

宝宝的厌奶期一般不会维持很长时间，不必过于担心，度过厌奶期后，宝宝自然又会恢复食欲。另外，如果宝宝在厌奶的同时，还有精神差、睡眠不佳等其他症状，就不是简单的厌奶问题，应该及时带宝宝至儿科医生处就诊。

2. 漏奶怎么办？

所谓漏奶，就是妈妈在产后哺乳过程中不经宝宝吮吸或未经挤压，而乳汁自己分泌的现象。哺乳妈妈在产后数周甚至数月出现乳头溢奶甚至喷乳的状况是常见且正常的，与大脑分泌催产素产生的喷乳反射有关。有时婴儿吸吮一侧乳房，另一侧就会有漏奶现象；有时甚至只是看到或想到宝宝，乳房就会有乳汁流出，这些都是正常的。

但是，如果应对不足，就可能在公共场所因为漏奶而发生令人尴尬的状况。为了避免尴尬，可以试试以下应对方法：在家或外出时可使用防溢乳垫，穿深色衣物。睡觉时在身下垫毛巾，按需喂养，以免造成乳房肿胀。

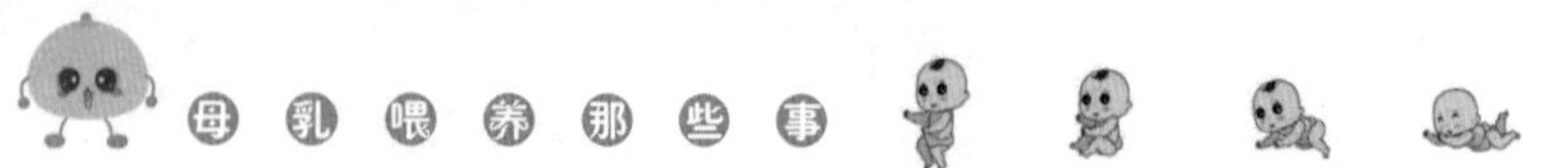

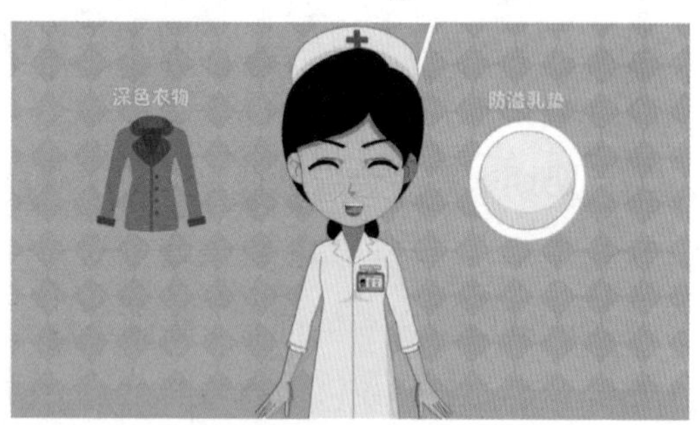

有的妈妈认为漏奶是因为乳房没有排空引起的，于是就不断地喂奶、吸奶、喂奶、吸奶，在一次次地循环后，却发现乳汁越来越多，乳房永远无法排空。在乳汁供应稳定后，泌乳量将形成一种自分泌调节，大脑根据每日排出乳汁的量来判断宝宝的需要量。如果在宝宝吸吮后仍然不断刺激乳房，不断排出乳汁，泌乳量就会不断增加，这对于漏奶问题的解决没有任何帮助。

因此，妈妈们要避免过度排出乳汁，造成挤得越多产奶越多漏得更多。

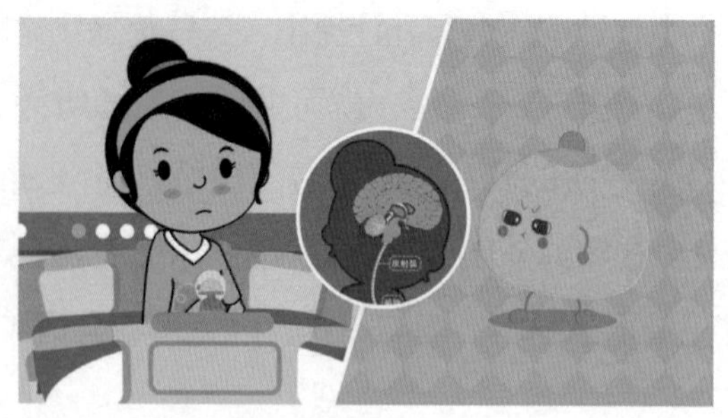

第五节 居家必备急救技能

1. 新生儿呛奶急救

◎ 吐奶很常见

宝宝吃奶的时候发生溢奶、吐奶等都是正常现象，对于轻微的溢奶、吐奶，宝宝自己会调适呼吸及吞咽动作，不会将奶吸入气管，只要密切观察宝宝的呼吸状况及肤色即可。

如果大量吐奶，首先应迅速将宝宝的脸侧向一边，以免吐出物向后流入咽喉及气管。接着把手帕缠在手指上，伸入宝宝的口腔甚至咽喉中，将吐溢出的奶水、食物快速清理出来，以保持宝宝的呼吸道顺畅，然后用小棉花棒清理宝宝的鼻孔。

如果新生儿出现呛奶，乳汁等被误吸入肺中，可能造成严重的窒息，需要立即采取急救措施。

◎ 紧急情况下怎么办?

一旦宝宝发生呛奶，出现呛咳、面色通红或青紫等，应该立即侧身拍背，或将婴儿俯卧在抢救者腿上拍背，直至婴儿能响亮哭出，面色转红润。若无法缓解，建议立即送医院处理。在等待救护车时，也要不断刺激婴儿的背部或脚底，让婴儿不断啼哭或加深呼吸。在肺部异物暂时无法排出的情况下，这样能够刺激宝宝得到足够的氧气。在此期间，帮助宝宝维持侧卧位能够增加异物排出的可能性。

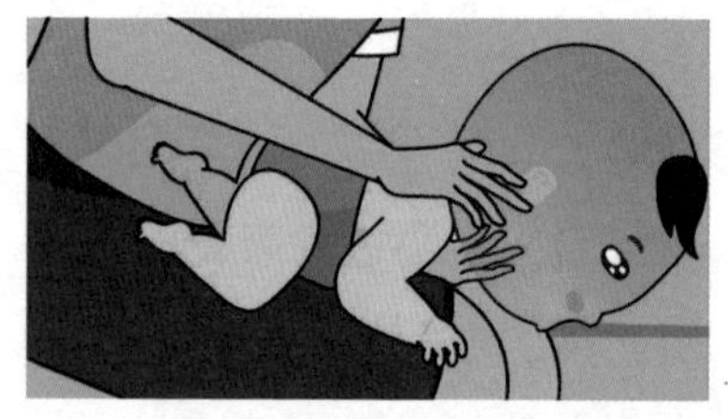

2. 海姆立克急救法

◎ 海姆立克

海姆立克教授是美国一位多年从事外科临床工作的医生，他提出了利用肺部残留气体，形成气流冲出异物的急救方法。急性呼吸道异物堵塞在生活中并不少见，由于气道堵塞后患者无法进行呼吸，故可能致人因缺氧而意外死亡。1975年10月，美国国会以他的名字命名了这个急救方法。《世界名人录》称海姆立克为“世界上拯救生命最多的人”。

◎ 海姆立克急救法的原理

它的基本原理是利用冲击腹部——膈肌下软组织，产生向上的压力，压迫两肺下部，从而促使肺部残留空气形成一股气流。这股带有冲击性、方向性的长驱直入于气管的气流，就能将堵住气管、喉部的食物硬块等异物驱除，使人获救。我们可以将人的肺部设想成一个气球，气管就是气球的气嘴儿，假如气嘴儿被异物阻塞，可以用手捏挤气球，气球受压球内空气上移，从而将阻塞气嘴儿的异物冲出，这就是海姆立克急救法的物理学原理。

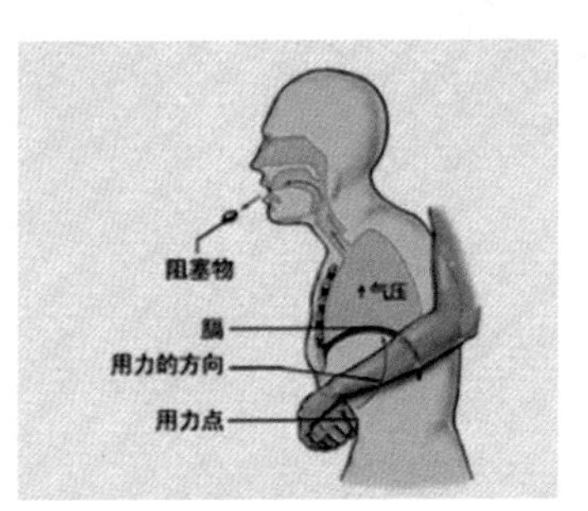

◎ 怎么操作?

对于1岁以下的婴幼儿：施救人曲膝跪坐地上，抱起宝宝并将宝宝的脸朝下，使其身体倚靠在施救人膝盖上；以单手用力拍宝宝两肩胛骨（拍背）5次，再将婴儿翻正，在婴儿胸骨下半段，用食指及中指压胸5次；重复上述动作，以压力帮助宝宝咳出阻塞气管的异物，直到东西吐出来为止。

注意：勿将婴儿双脚抓起倒吊从背部拍打，这样不仅无法排出异物，还可能造成婴儿颈椎受伤。若是液体异物，应先畅通其呼吸道，再吹两口气，若气无法吹入，则可能有异物堵住呼吸道。

对于2岁以上儿童：施救人蹲在孩子背后，双手放于孩子肚脐和胸骨间，一手握拳，另一手包住拳头；双臂用力收紧，瞬间按压孩子胸部；持续几次挤压，直到气管阻塞解除。

1岁以下的婴幼儿

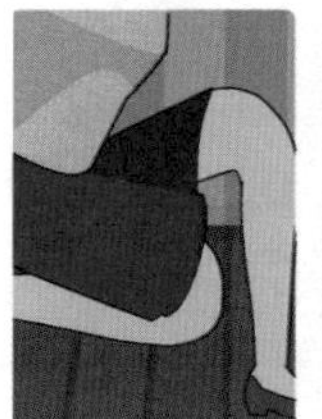
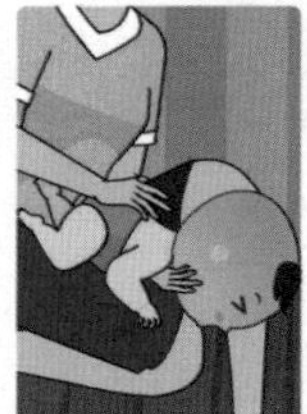
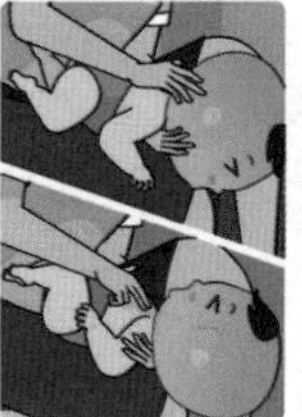
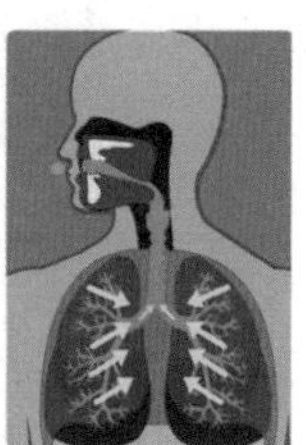

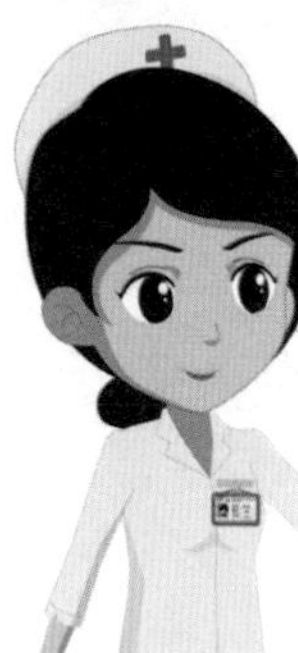
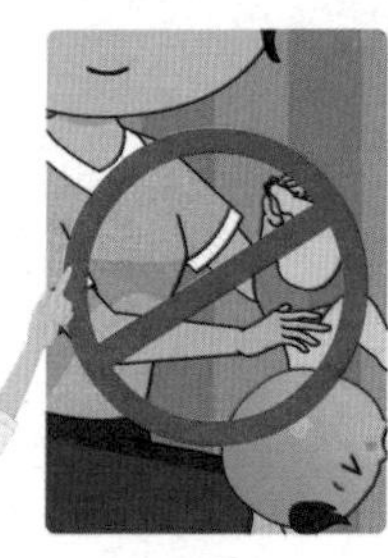
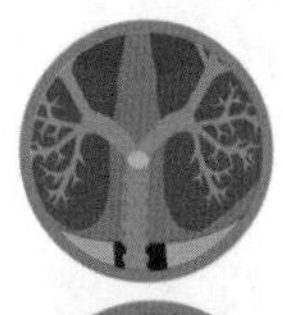
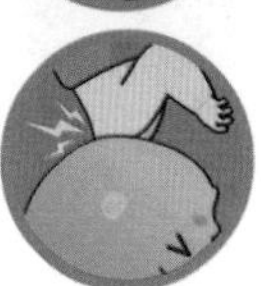

对于2岁以上儿童

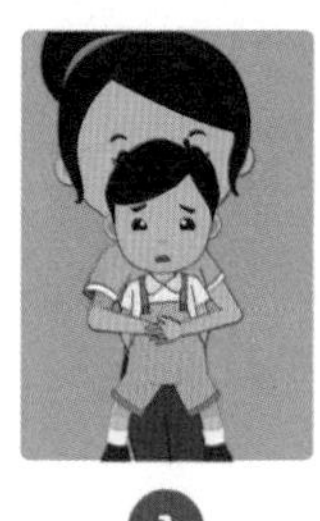
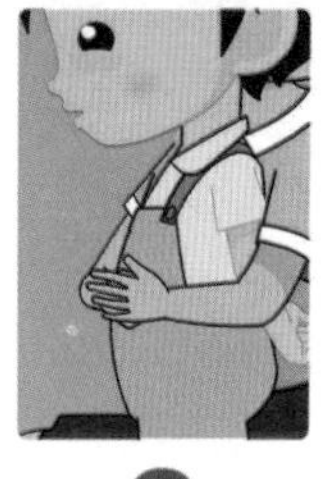
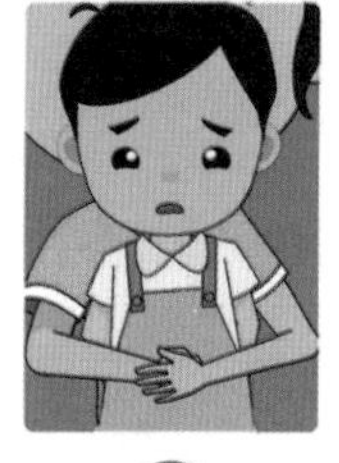

1

2

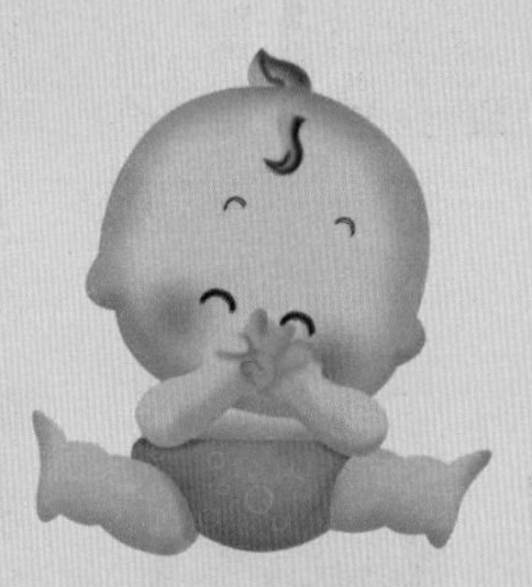